Baugut, Tabellen für die Praxis der Kieferorthopädie

Georg Baugut

Tabellen für die Praxis der Kieferorthopädie

19 Tabellen und 27 Bilder

Carl Hanser Verlag München Wien 1983

Autor:

OMR Dr. med. dent. GEORG BAUGUT
Chefarzt des Fachbereiches Kieferorthopädie
der Fachpoliklinik für Stomatologie
DDR-4020 Halle/Saale, Bernburger Straße 3

CIP-Kurztitelaufnahme der Deutschen Bibliothek

Baugut, Georg:
Tabellen für die Praxis der Kieferorthopädie/
Georg Baugut. — München; Wien: Hanser, 1983.
 ISBN 3-446-13983-4
NE: HST

Alle Rechte vorbehalten
Copyright 1983 by Johann Ambrosius Barth, Leipzig
Printed in the German Democratic Republic
Verlagslizenz-Nr. 285-125/28/83
Gesamtherstellung: VEB Druckerei ,,Thomas Müntzer", 5820 Bad Langensalza

Inhalt

Vorwort 7

1. **Wachstum und Entwicklung** 8
1.1. Körperhöhe und Gewicht 8
1.2. Entwicklung des Gebisses während des Zahnwechsels nach Baume 12
1.2.1. Lückige Milchgebißform 12
1.2.2. Lückenlose Milchgebißform 13
1.3. Bestimmung des dentalen Alters 14
1.3.1. Bestimmung des dentalen Entwicklungsalters 14
1.3.2. Bestimmung des dentalen Durchbruchsalters 15
1.3.3. Mineralisations- und Durchbruchszeiten der bleibenden Zähne 18
1.4. Bestimmung des Knochenalters 18

2. **Modellanalyse** 22
2.1. Meßpunkte und -strecken für die Beurteilung der Breite, Länge und Symmetrie des Zahnbogens 22
2.2. Beurteilung des Milchzahnbogens 25
2.3. Wechselgebißanalyse nach Moyers 25
2.4. Stützzonenanalyse nach Hixon und Oldfather 28
2.5. Segmentanalyse des bleibenden Zahnbogens nach A. Lundström 29
2.6. Feststellung von Disharmonien im Zahnmaterial 30
2.6.1. Tonnscher Index 30
2.6.2. Bolton-Analyse 31
2.7. Breite der bleibenden Zähne 32

3. **Einteilung der Dysgnathien** 33
3.1. Klassifikation der Okklusionsanomalien nach Angle 33
3.2. Genetische Einteilung der Gebißanomalien nach Kantorowicz und Korkhaus 34
3.3. Einteilung der Gebißanomalien nach Reichenbach 36
3.4. Einteilung der Gebißanomalien nach Leitsymptomen nach Klink-Heckmann 36

4. **Röntgenologische Lagebestimmung von Zähnen** 37

5.	**Gesichtsprofil-Analyse**	39
5.1.	Mittelwertprofil des Gesichts nach A. M. Schwarz	39
5.2.	Analyse des Mundprofils nach Ricketts	41
6.	**Kephalometrische Analyse**	42
6.1.	Bezugspunkte	42
6.2.	Bezugslinien und Meßstrecken	43
6.3.	Winkel	46
6.4.	Kephalometrische Analyse nach A. M. Schwarz	48
6.5.	Kephalometrische Analyse nach Steiner	50
6.6.	Skelettal-dentale Analyse nach Jarabak	51
6.7.	Wachstumstypen nach Jarabak	52
7.	**Dosierung kieferorthopädischer Kräfte**	55
7.1.	Kräftedosierung nach Zahngröße und Bewegungsrichtung	55
7.2.	Reaktion bleibender Zähne auf Kräfte unterschiedlicher Größe	56
8.	**Umrechnung von Kilopond auf Newton**	59
9.	**Umrechung von Inch auf Millimeter**	59
Sachregister		61

Vorwort

Eine wichtige und umfangreiche Aufgabe in der täglichen Arbeit des Kieferorthopäden bilden Befunderhebung und -auswertung, Diagnose und Therapieplanung. Hierzu bedarf es zahlreicher Hilfsmittel — Indices, Norm- und Vergleichswerte sowie methodischer Hinweise in tabellarischer und grafischer Form. Dieses Rüstzeug ist in vorliegendem Nachschlagewerk zusammengestellt und somit einem schnellen Zugriff erschlossen worden.

Die Idee von PAUL SIEBERT (Tabellen für die kieferorthopädische Behandlung) soll hiermit erneut eine Realisierung erfahren.

Dem Verlag gilt mein herzlicher Dank für sein förderndes Interesse.

Halle/Saale 1982 GEORG BAUGUT

1. Wachstum und Entwicklung

1.1. Körperhöhe und Gewicht

Zur Beurteilung der somatischen Entwicklung von Kindern und Jugendlichen ist die Messung der Körperhöhe und des Gewichts unentbehrlich.

In der Tabelle 1 ist die Körperhöhe nach Alter und Geschlecht, in der Tabelle 2 ist das Gewicht nach Körperhöhe und Geschlecht wiedergegeben. Die Streuung wird durch Prozentpunkte (Perzentile) für bestimmte Prozentanteile (P = 3, 10, 25, 50, 75, 90, 97%) charakterisiert. Dem Mittelwert entspricht der Prozentpunkt P50, das ist der Zentralwert. Im Kopf der Tabellen sind die Schwankungsbereiche (Interperzentile) angegeben. Der Bereich zwischen P25 und P75 wird als Hälftespielraum bezeichnet, d. h. 50% aller Kinder und Jugendlichen gehören nach Körperhöhe und Gewicht in diesen Schwankungsbereich.

Tabelle 1 Körperhöhe von Kindern und Jugendlichen nach Alter, Geschlecht und Prozentpunkten (DDR 1967—1970)

Körperhöhe (cm)
94% der Werte aller Normalindividuen
80% aller Werte
50% aller Werte

Alter	P3	P10	P25	P50 (Zentralwert)	P75	P90	P97
Männlich							
Geburt	46,7	49,2	50,8	52,4	54,3	56,5	58,4
1 Monat	49,6	51,3	53,1	54,9	56,7	58,5	60,2
3 Monate	54,9	56,8	58,8	60,9	63,0	65,0	66,9
6 Monate	62,4	64,4	66,6	68,8	71,0	73,2	75,2
9 Monate	66,4	68,5	70,7	73,0	75,3	77,5	79,6
1 Jahr	69,3	71,5	73,9	76,4	78,9	81,3	83,5
2 Jahre	79,3	81,7	84,2	86,8	89,4	91,9	93,3
3 Jahre	86,6	89,0	92,0	95,0	98,0	101,0	103,4
4 Jahre	94,2	96,6	99,6	102,6	105,6	108,6	111,0
5 Jahre	101,2	103,6	106,6	109,6	112,6	115,6	118,0
6 Jahre	107,0	109,8	112,9	116,0	119,1	122,2	125,0
7 Jahre	112,8	115,7	118,8	122,0	125,2	128,3	131,2
8 Jahre	117,6	120,7	124,0	127,4	130,8	134,1	137,2
9 Jahre	122,3	125,6	129,2	132,8	136,4	140,0	143,3

Tabelle 1 (Fortsetzung)

Alter	Körperhöhe (cm) 94% der Werte aller Normalindividuen 80% aller Werte 50% aller Werte Zentralwert						
	P3	P10	P25	P50	P75	P90	P97
10 Jahre	126,2	130,0	133,9	137,9	141,9	145,8	149,6
11 Jahre	130,8	134,7	138,8	143,0	147,2	151,3	155,2
12 Jahre	135,6	139,6	143,9	148,2	152,5	158,6	160,8
13 Jahre	140,7	145,9	149,7	154,4	159,1	163,8	168,1
14 Jahre	145,9	150,4	155,7	160,9	166,1	171,2	175,9
15 Jahre	151,8	156,5	161,6	166,8	172,9	177,1	181,8
16 Jahre	157,7	162,2	166,9	171,8	176,7	181,4	185,9
17 Jahre	160,7	164,9	169,4	173,9	178,4	182,9	187,1
18 Jahre	161,6	165,8	170,3	174,8	179,3	183,8	188,0

Weiblich

	P3	P10	P25	P50	P75	P90	P97
Geburt	46,1	48,7	50,2	51,8	53,9	55,6	57,4
1 Monat	49,1	50,7	52,5	54,2	55,9	57,7	59,3
3 Monate	54,6	56,4	58,3	60,2	62,1	64,0	65,8
6 Monate	61,2	63,1	65,1	67,2	69,3	71,3	73,2
9 Monate	65,4	67,4	69,6	71,8	74,0	76,2	78,2
1 Jahr	68,9	71,0	73,2	75,5	77,8	80,0	82,1
2 Jahre	78,7	81,0	83,5	86,0	88,5	91,0	93,3
3 Jahre	86,3	88,4	91,4	94,4	97,4	100,4	103,2
4 Jahre	93,9	96,0	99,0	102,0	105,0	108,0	110,8
5 Jahre	100,7	103,1	106,4	109,3	112,4	115,5	118,3
6 Jahre	106,9	109,8	112,5	115,5	119,3	122,4	125,3
7 Jahre	112,2	115,6	118,2	121,4	125,2	128,4	131,4
8 Jahre	116,9	121,3	123,3	127,1	130,3	134,4	137,4
9 Jahre	121,2	124,6	128,7	132,1	135,6	139,2	142,3
10 Jahre	125,3	129,6	133,9	137,4	141,3	145,1	149,1
11 Jahre	131,0	133,9	139,2	143,3	146,8	151,1	155,1
12 Jahre	137,3	140,9	145,7	149,7	154,6	159,1	163,3
13 Jahre	142,1	146,3	150,8	155,3	159,8	164,3	168,5
14 Jahre	147,2	151,2	155,5	159,0	163,8	168,4	172,4
15 Jahre	149,6	152,7	157,8	161,2	165,4	169,6	173,6
16 Jahre	150,7	154,4	158,3	162,2	166,1	170,0	173,8
17 Jahre	151,2	154,8	158,6	162,5	166,4	170,2	173,8
18 Jahre	151,4	155,0	158,8	162,7	166,6	170,4	174,0

Das Gewicht korreliert enger mit der Körperhöhe als mit dem Alter. Deshalb sollte das individuelle Gewicht nach der Körperhöhe beurteilt werden (Tab. 2).

Tabelle 2 Gewicht von Kindern und Jugendlichen nach Körperhöhe, Geschlecht und Prozentpunkten (DDR 1967—1970)

Körperhöhe (cm)	Gewicht (kg) 94% der Werte aller Normalindividuen						
			80% aller Werte				
				50% aller Werte			
					Zentralwert		
	P3	P10	P25	P50	P75	P90	P97

Männlich

(cm)	P3	P10	P25	P50	P75	P90	P97
45	1,6	1,7	1,9	2,0	2,1	2,3	2,4
50	2,6	2,8	3,0	3,2	3,4	3,6	3,8
55	3,5	3,8	4,1	4,4	4,7	5,0	5,3
60	4,6	4,9	5,3	5,7	6,1	6,5	6,8
65	5,6	6,1	6,6	7,1	7,6	8,1	8,6
70	6,8	7,3	7,9	8,5	9,1	9,7	10,2
75	8,1	8,7	9,3	10,0	10,7	11,3	11,9
80	9,2	9,9	10,9	11,3	12,0	12,7	13,4
85	10,0	10,7	11,5	12,4	13,3	14,1	14,8
90	10,7	11,6	12,5	13,5	14,5	15,4	16,3
95	11,6	12,6	13,7	14,8	15,9	17,0	18,0
100	12,5	13,7	14,8	16,1	17,4	18,5	19,7
105	13,6	14,8	16,1	17,4	18,7	20,2	21,3
110	15,6	16,7	17,8	19,0	20,3	22,1	23,0
115	16,8	17,6	18,8	20,5	22,0	23,3	25,5
120	18,0	19,2	20,4	22,3	24,2	25,5	27,5
125	19,9	21,1	22,6	24,4	26,3	28,1	30,6
130	22,6	23,6	24,8	26,8	28,5	30,9	34,0
135	24,3	25,7	27,1	29,3	31,5	34,0	37,5
140	26,2	28,5	29,9	32,2	34,8	37,4	41,4
145	29,1	30,9	33,0	35,6	38,6	42,4	46,4
150	31,8	33,7	35,9	38,3	42,4	47,7	52,0
155	34,7	37,2	39,9	43,2	46,7	51,6	57,7
160	38,2	41,0	43,9	47,8	51,7	57,8	64,5
165	41,8	45,2	48,5	52,7	57,6	63,5	70,7
170	46,9	50,0	53,2	57,5	62,1	67,4	75,6
175	50,4	53,6	57,5	61,7	66,8	72,8	80,2
180	53,3	56,7	61,8	66,5	71,2	77,0	84,2
185	57,3	61,4	65,9	70,7	75,0	80,7	86,8
190	59,3	63,1	68,5	73,8	77,9	83,5	88,7

Weiblich

	P3	P10	P25	P50	P75	P90	P97
45	1,6	1,7	1,9	2,0	2,1	2,3	2,4
50	2,6	2,8	3,0	3,2	3,4	3,6	3,8
55	3,5	3,8	4,0	4,3	4,6	4,8	5,1
60	4,5	4,8	5,2	5,6	6,0	6,4	6,7
65	5,7	6,1	6,5	7,0	7,5	7,9	8,3
70	6,8	7,3	7,9	8,5	9,1	9,7	10,2

Tabelle 2 (Fortsetzung)

Körperhöhe	Gewicht (kg)						
	94% der Werte aller Normalindividuen						
		80% aller Werte					
			50% aller Werte				
				Zentralwert			
(cm)	P3	P10	P25	P50	P75	P90	P97
75	7,8	8,5	9,2	9,9	10,6	11,3	12,9
80	8,6	9,3	10,1	11,0	11,9	12,7	13,4
85	9,3	10,2	11,1	12,1	13,1	14,0	14,9
90	10,0	11,0	12,1	13,2	14,3	15,4	16,4
95	11,2	12,3	13,4	14,6	15,8	16,9	18,0
100	12,3	13,5	14,6	15,9	17,0	18,3	19,3
105	13,5	14,4	16,0	17,3	18,6	19,9	21,1
110	14,9	16,1	17,4	18,8	20,2	21,5	22,7
115	16,7	17,6	19,2	20,8	22,0	23,6	25,5
120	18,4	19,9	20,8	22,3	24,2	26,0	28,1
125	20,0	21,1	22,7	24,3	26,2	28,2	31,3
130	22,0	23,3	24,9	26,6	29,1	31,4	34,3
135	23,7	25,6	27,0	29,3	31,6	34,7	38,6
140	26,2	27,5	29,4	32,1	35,7	37,5	43,9
145	29,1	31,2	33,0	35,8	39,8	44,2	50,8
150	32,1	34,6	37,2	40,5	45,5	51,2	57,3
155	35,7	38,8	41,2	45,7	51,3	57,2	63,0
160	40,1	43,0	46,2	50,7	56,2	61,2	69,0
165	43,7	46,7	50,3	54,8	60,2	66,4	74,5
170	46,7	49,9	53,7	58,5	64,0	70,7	78,3
175	49,6	52,2	56,1	61,5	66,9	74,0	82,3

Für die Beurteilung der Abweichungen der Körpermaße von ihrem Mittelwert (Zentralwert) gelten nachstehende Empfehlungen (Tab. 3).

Meßwerte, die P3 und weniger oder P97 und mehr ergeben, sind nicht mehr als physiologisch anzusehen.

Tabelle 3   Beurteilung der Schwankungsbereiche

Schwankungsbereich	Körperhöhe	Gewicht	Anteil an der Gesamtverteilung
P3 und weniger	sehr klein	sehr leicht	3%
P3 – P25	klein	leicht	22%
P25 – P75	normal	normal	50%
P75 – P97	groß	schwer	22%
P97 und mehr	sehr groß	sehr schwer	3%

1.2. Entwicklung des Gebisses während des Zahnwechsels nach Baume

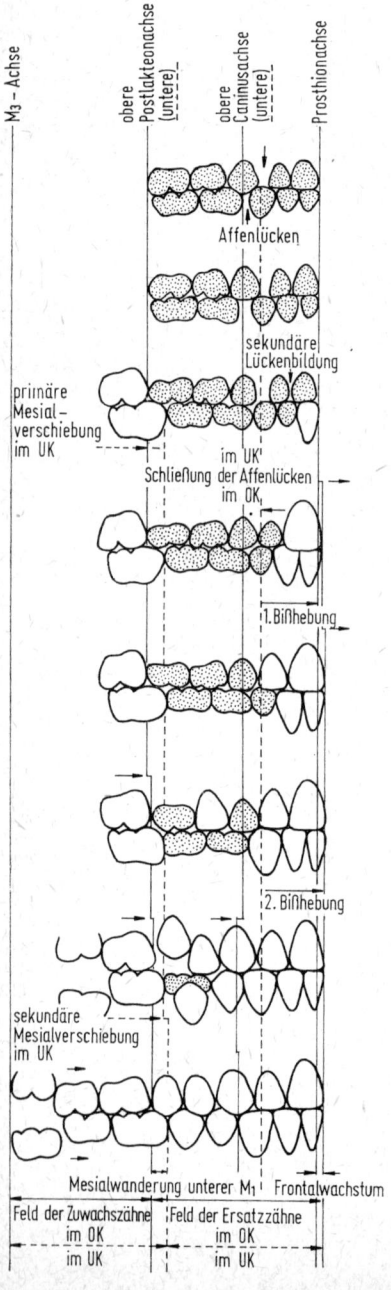

1.2.1. Lückige Milchgebißform (Bild 1)

2—3 Jahre. Lücken zwischen seitlichen Milchschneide- und Milcheckzähnen im Oberkiefer und zwischen Milcheckzähnen und ersten Milchmolaren im Unterkiefer sind besonders häufig (Primatenlücken).

4—5 Jahre. Keine Wachstumsveränderungen in den Zahnbögen. Ausbildung der Molarenfelder.

6—7 Jahre. Beginn des Schneidezahnwechsels. Mit dem Druchbruch der Sechsjahrmolaren tritt eine Mesialverschiebung der unteren Milchmolaren in die Primatenlücken ein. Dadurch wird ein Höcker-Fissuren-Biß der ersten Molaren ermöglicht.

7—8 Jahre. Obere Primatenlücken werden von mesial geschlossen. Zahnbögen entwickeln sich in der Front transversal und nach anterior. Erste Bißhebung während des Zahnwechsels (= zweite physiologische Bißhebung).

8—9 Jahre. Weitere Verbreiterung und Verlängerung der Zahnbögen während des Zahnwechsels.

9—10 Jahre. Mit dem Durchbruch der unteren bleibenden Eckzähne erfolgt die zweite Bißhebung während des Zahnwechsels (= dritte physiologische Bißhebung).

11—12 Jahre. Sekundäre Mesialverschiebung der unteren Molaren mit dem Wechsel der unteren zweiten Milchmolaren.

13 Jahre. Molarenbewegung nach mesial.

Bild 1 Weiterentwicklung des lückigen Milchgebisses (nach Baume)

1.2.2. Lückenlose Milchgebißform (Bild 2)

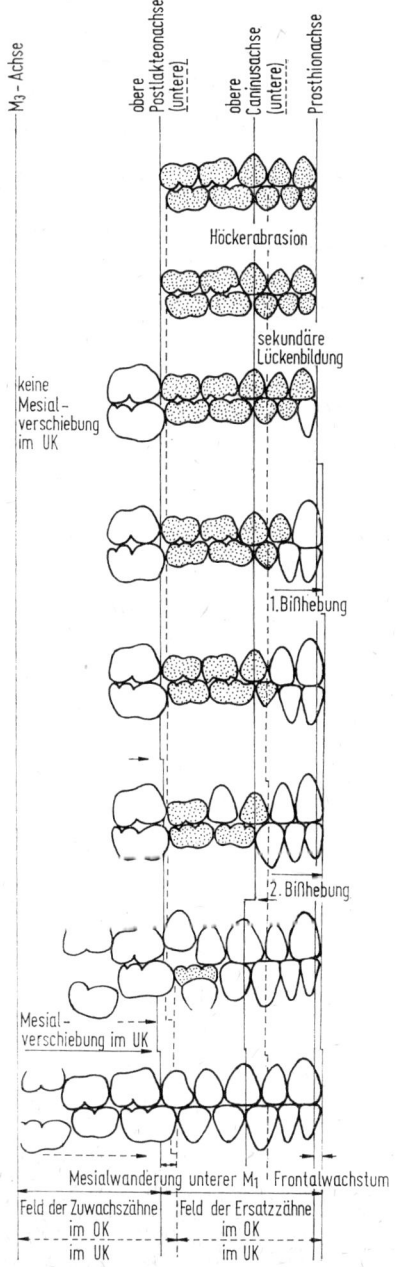

2—3 Jahre. Die lückenlose Milchgebißform stellt häufig eine Übergangsform zum Zahnengstand dar. Die lückenlose Variante ist weniger häufig als die lückige (etwa 30%).

4—5 Jahre. Keine Wachstumsveränderungen in den Zahnbögen. Ausbildung der Molarenfelder.

6—7 Jahre. Beginn der Zusatzzahnung und des Schneidezahnwechsels. Keine Mesialverschiebung der unteren Milchmolaren. Die Sechsjahrmolaren verbleiben daher oft in Höcker-Höcker-Stellung.

7—8 Jahre. Die engstandlose Einreihung der bleibenden Schneidezähne mißlingt in etwa 40%. Erste Bißhebung während des Zahnwechsels (= zweite physiologische Bißhebung).

8—9 Jahre. Verbreiterung und Verlängerung der Zahnbögen während des Schneidezahnwechsels.

9—10 Jahre. Sechsjahrmolaren noch in Höcker-Höcker-Stellung. Mit dem Durchbruch der unteren bleibenden Eckzähne erfolgt die zweite Bißhebung während des Zahnwechsels (= dritte physiologische Bißhebung).

11—12 Jahre. Mesialverschiebung der unteren Molaren mit dem Wechsel der unteren zweiten Milchmolaren. Jetzt erst gelangen die Sechsjahrmolaren in den Höcker-Fissuren-Biß.

13 Jahre. Molarenbewegung nach mesial.

Bild 2 Weiterentwicklung des lückenlosen Milchgebisses (nach BAUME)

1.3. Bestimmung des dentalen Alters

1.3.1. Bestimmung des dentalen Entwicklungsalters

Die Bestimmung des dentalen Entwicklungsalters erfolgt nach dem Grad der Kronen- und Wurzelbildung der einzelnen Zähne und unter Berücksichtigung der Mineralisationszeiten. Vom 3. Lebensjahr an eignen sich am besten die unteren ersten Prämolaren zur Bestimmung des dentalen Entwicklungsalters (Bild 3). Der Entwicklungsstand der übrigen Zähne kann damit verglichen werden.

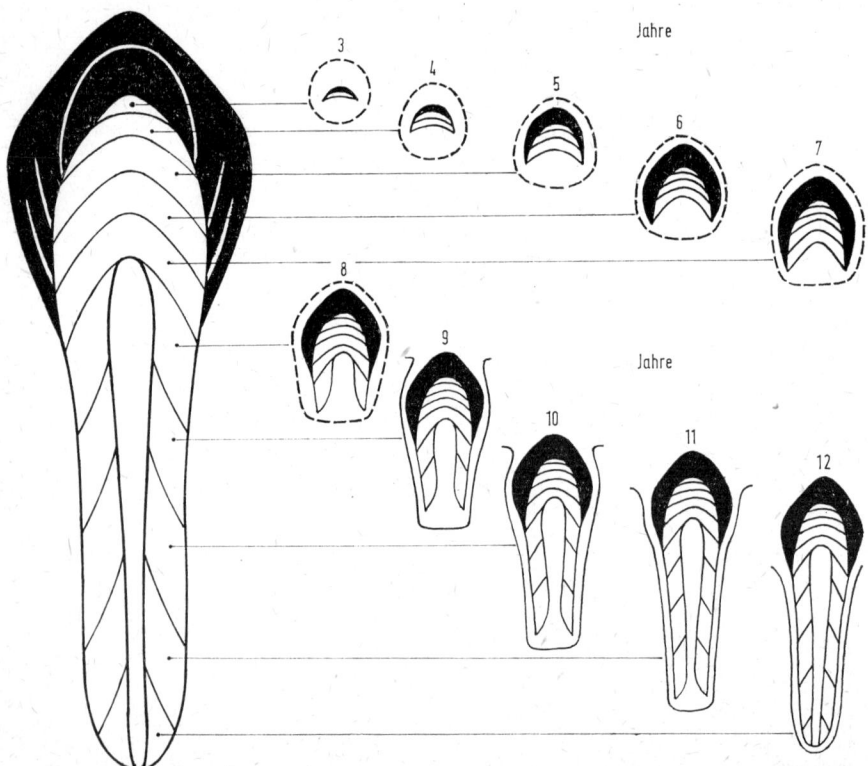

Bild 3 Entwicklungs- und Mineralisationsstadien des unteren ersten Prämolaren zur Bestimmung des dentalen Entwicklungsalters (nach STÖCKLI; aus HOTZ)

1.3.2. Bestimmung des dentalen Durchbruchsalters

Das individuelle Durchbruchsalter wird anhand der typischen Zahnformeln nach ADLER (Tab. 4 und 5) folgendermaßen bestimmt:
1. Zunächst werden die durchgebrochenen bleibenden Zähne berücksichtigt. Milchzähne finden nur dann Beachtung, wenn sie persistent sind und in der Zahnformel des Spätzahners fehlen.
2. Wenn ein obligater[1] bleibender Zahn fehlt oder mehrere obligate bleibende Zähne fehlen, muß eine **verzögerte Zahnung** angenommen werden, unabhängig davon, ob und welche nicht obligaten Zähne bereits durchgebrochen sind.
3. Wenn ein bleibender Zahn durchgebrochen ist, der in der Zahnformel des Frühzahners vom gleichen Alter und Geschlecht noch nicht vorkommt, handelt es sich um eine **beschleunigte Zahnung**, unabhängig davon, ob alle nicht obligaten Zähne bereits durchgebrochen sind oder nicht.

Infolge der großen zeitlichen Variabilität, die beim Durchbruch der einzelnen Zähne zu beobachten ist, kann der Stand des Zahndurchbruchs bei einem Probanden nur einer Zeitspanne bzw. Altersgruppe zugeordnet werden. Der Durchbruchsstand läßt also lediglich eine grobe Beurteilung des gesamten dentalen Entwicklungsstands zu.

Tabelle 4 Typische Zahnformeln von früh- und spätzahnenden Knaben während der Wechselgebißperiode (nach ADLER)

Knaben Frühzahner	Alter in Jahren und Monaten	Spätzahner
55 54 53 52 51 / 85 84 83 82 81	4:06	61 62 63 64 65 / 71 72 73 74 75
55 54 53 52 51 / 85 84 83 82 81	4:09	61 62 63 64 65 / 71 72 73 74 75
55 54 53 52 51 / 85 84 83 82 41	5:00	61 62 63 64 65 / 71 72 73 74 75
55 54 53 52 51 / 46 85 84 83 82 41	5:03	61 62 63 64 65 / 71 72 73 74 75
16 55 54 53 52 51 / 46 85 84 83 82 41	5:06 und 5:09	61 62 63 64 65 / 71 72 73 74 75
16 55 54 53 52 51 / 46 85 84 83 82 41	6:00	61 62 63 64 65 / 71 72 73 74 75

---

1 **Obligat** sind bleibende Zähne, die in der Zahnformel des Spätzahners vom gleichen Alter und Geschlecht bereits enthalten sind.

Tabelle 4 (Fortsetzung)

Knaben Frühzahner	Alter in Jahren und Monaten	Spätzahner
16 55 54 53 52 11 / 46 85 84 83 82 41	6:03	61 62 63 64 65 / 71 72 73 74 75
16 55 54 53 52 11 / 46 85 84 83 41	6:06	61 62 63 64 65 / 71 72 73 74 75
16 55 54 53 11 / 46 85 84 83 42 41	7:00	61 62 63 64 65 / 71 72 73 74 75
16 55 54 53 12 11 / 46 85 84 83 42 41	7:06	61 62 63 64 65 26 / 71 72 73 74 75 36
16 55 53 12 11 / 46 85 84 83 42 41	8:00	61 62 63 64 65 26 / 31 72 73 74 75 36
16 55 14 53 12 11 / 46 85 83 42 41	8:06	62 63 64 65 26 / 31 72 73 74 75 36
16 55 14 53 12 11 / 46 83 42 41	9:00	21 62 63 64 65 26 / 31 72 73 74 75 36
16 14 53 12 11 / 46 44 43 42 41	9:06	21 63 64 65 26 / 31 32 73 74 75 36
16 15 14 12 11 / 46 45 44 43 42 41	10:00	21 22 63 64 65 26 / 31 32 73 74 75 36
16 15 14 13 12 11 / 47 46 45 44 43 42 41	10:06	21 22 63 64 65 26 / 31 32 73 74 75 36
17 16 15 14 13 12 11 / 47 46 45 44 43 42 41	11:00 und 11:06	21 22 63 64 65 26 / 31 32 73 74 75 36
17 16 15 14 13 12 11 / 47 46 45 44 43 42 41	12:00	21 22 63 64 65 26 / 31 32 73 74 75 36
17 16 15 14 13 12 11 / 47 46 45 44 43 42 41	12:06	21 22 63 64 65 26 / 31 32 73 74 75 36
17 16 15 14 13 12 11 / 47 46 45 44 43 42 41	13:00	21 22 63 24 65 26 / 31 32 33 75 36
17 16 15 14 13 12 11 / 47 46 45 44 43 42 41	13:06	21 22 63 24 65 26 / 31 32 33 34 75 36

Tabelle 5 Typische Zahnformeln von früh- und spätzahnenden Mädchen während der Wechselgebißperiode (nach ADLER)

Mädchen Frühzahner	Alter in Jahren und Monaten	Spätzahner
55 54 53 52 51 / 85 84 83 82 81	4:06	61 62 63 64 65 / 71 72 73 74 75
55 54 53 52 51 / 85 84 83 82 41	4:09	61 62 63 64 65 / 71 72 73 74 75
55 54 53 52 51 / 46 85 84 83 82 41	5:00	61 62 63 64 65 / 71 72 73 74 75
16 55 54 53 52 51 / 46 85 84 83 82 41	5:03	61 62 63 64 65 / 71 72 73 74 75
16 55 54 53 52 51 / 46 85 84 83 82 41	5:06 und 5:09	61 62 63 64 65 / 71 72 73 74 75
16 55 54 53 52 11 / 46 85 84 83 82 41	6:00	61 62 63 64 65 / 71 72 73 74 75
16 55 54 53 52 11 / 46 85 84 83 42 41	6:03	61 62 63 64 65 / 71 72 73 74 75
16 55 54 53 52 11 / 46 85 84 83 42 41	6:06	61 62 63 64 65 / 71 72 73 74 75 36
16 55 54 53 12 11 / 46 85 84 83 42 41	7:00	61 62 63 64 65 / 71 72 73 74 75 36
16 55 54 53 12 11 / 46 85 84 83 42 41	7:06	61 62 63 64 65 26 / 31 72 73 74 75 36
16 55 54 53 12 11 / 46 85 84 83 42 41	8:00	61 62 63 64 65 26 / 31 72 73 74 75 36
16 55 14 53 12 11 / 46 85 42 41	8:06	21 62 63 64 65 26 / 31 72 73 74 75 36
16 55 14 53 12 11 / 46 44 43 42 41	9:00	21 62 63 64 65 26 / 31 32 73 74 75 36
16 15 14 12 11 / 46 44 43 42 41	9:06	21 22 63 64 65 26 / 31 32 73 74 75 36
16 15 14 13 12 11 / 74 46 45 44 43 42 41	10:00	21 22 63 64 65 26 / 31 32 73 74 75 36
16 15 14 13 12 11 / 47 46 45 44 43 42 41	10:06	21 22 63 64 65 26 / 31 32 73 74 75 36

Tabelle 5 (Fortsetzung)

Mädchen Frühzahner	Alter in Jahren und Monaten	Spätzahner
17 16 15 14 13 12 11 47 46 45 44 43 42 41	11:00 und 11:06	21 22 63 64 65 26 31 32 73 74 75 36
17 16 15 14 13 12 11 47 46 45 44 43 42 41	12:00	21 22 63 64 65 26 31 32 33 74 75 36
17 16 15 14 13 12 11 47 46 45 44 43 42 41	12:06	21 22 63 24 65 26 31 32 33 34 75 36
17 16 15 14 13 12 11 47 46 45 44 43 42 41	13:00	21 22 63 24 65 26 31 32 33 34 75 36
17 16 15 14 13 12 11 47 46 45 44 43 42 41	13:06	21 22 23 24 25 26 31 32 33 34 36 37

1.3.3. Mineralisations- und Durchbruchszeiten der bleibenden Zähne

Zur Bestimmung des dentalen Alters eignet sich auch der Vergleich mit Daten zur Hartgewebsbildung und zum Durchbruch, wie sie von KÜNZEL zusammengestellt wurden (Tab. 6).

1.4. Bestimmung des Knochenalters

Der enge Zusammenhang zwischen Schädelwachstum und körperlicher Entwicklung, besonders aber zwischen Längenentwicklung des Unterkiefers und Entwicklung der Körperhöhe gibt der Feststellung des skelettalen Reifegrades einen bedeutenden Stellenwert in der kieferorthopädischen Befunderhebung. Das dentale Alter ist als Gradmesser für den individuellen Reifezustand nicht geeignet.

Zur Bestimmung des skelettalen Alters wird die Auswertung des Röntgenbildes der Hand herangezogen. Die auf dem Bild sichtbaren Reifungsstadien verschiedener Ossifikationszentren der Finger- und Handwurzelknochen werden mit Standardreihen, -kurven oder -tabellen verglichen. Hierfür erweist sich der Auswertungsbogen nach SCHOPF als geeignetes Hilfsmittel (Bild 4 und 5).

Tabelle 6 Etappen der Hartgewebsbildung bleibender Zähne (Zusammenstellung von KÜNZEL)

Durchbruchs-reihenfolge		Beginn der Mineralisation	Abschluß Krorenbildung	Durchbruch	Durchbruchs-dauer in Monaten		Abschluß Wurzelbildung	Differenz zwischen Durchbruch und Abschluß des Wurzelwachstums
UK	(OK)	Monate	Jahre	Lebensjahre	UK	OK	Lebensjahre	Jahre
6		perinatal	—3	6—7	3,5	2,5	—10	4
1		3—4	4—5	6—8	7	6	9—11	2
2		4—8	4—5	7—9	12	9,5	10—11	2
3	(4)	4—5	6—7	10—13	9,5	9,5	13—14	1
4	(5)	18—24	5—3	10—12	8	8	12—13	0
5	(3)	24—28	6—7	11—13	3,5	6	13—14	2,5
7		30—36	7—3	11—14	3,5	2,5	14—17	1,5
8		8—10 Jahre	12—16	16—	—	—	17—20	3

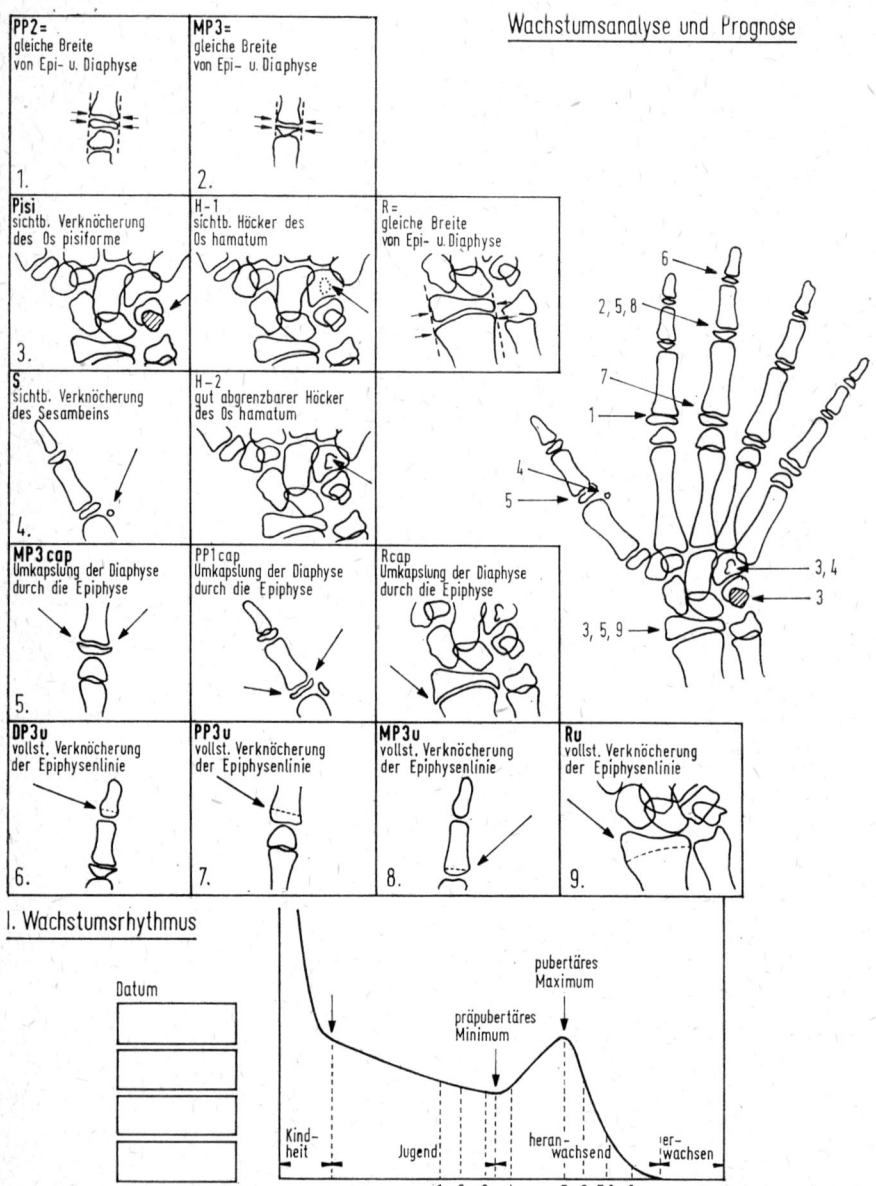

Bild 4 Auswertungsbogen für Röntgenaufnahmen der Hand nach SCHOPF (1. Seite: Reifungsstadien nach GRAVE und BROWN; Kurve des Wachstumsrhythmus nach BJÖRK)

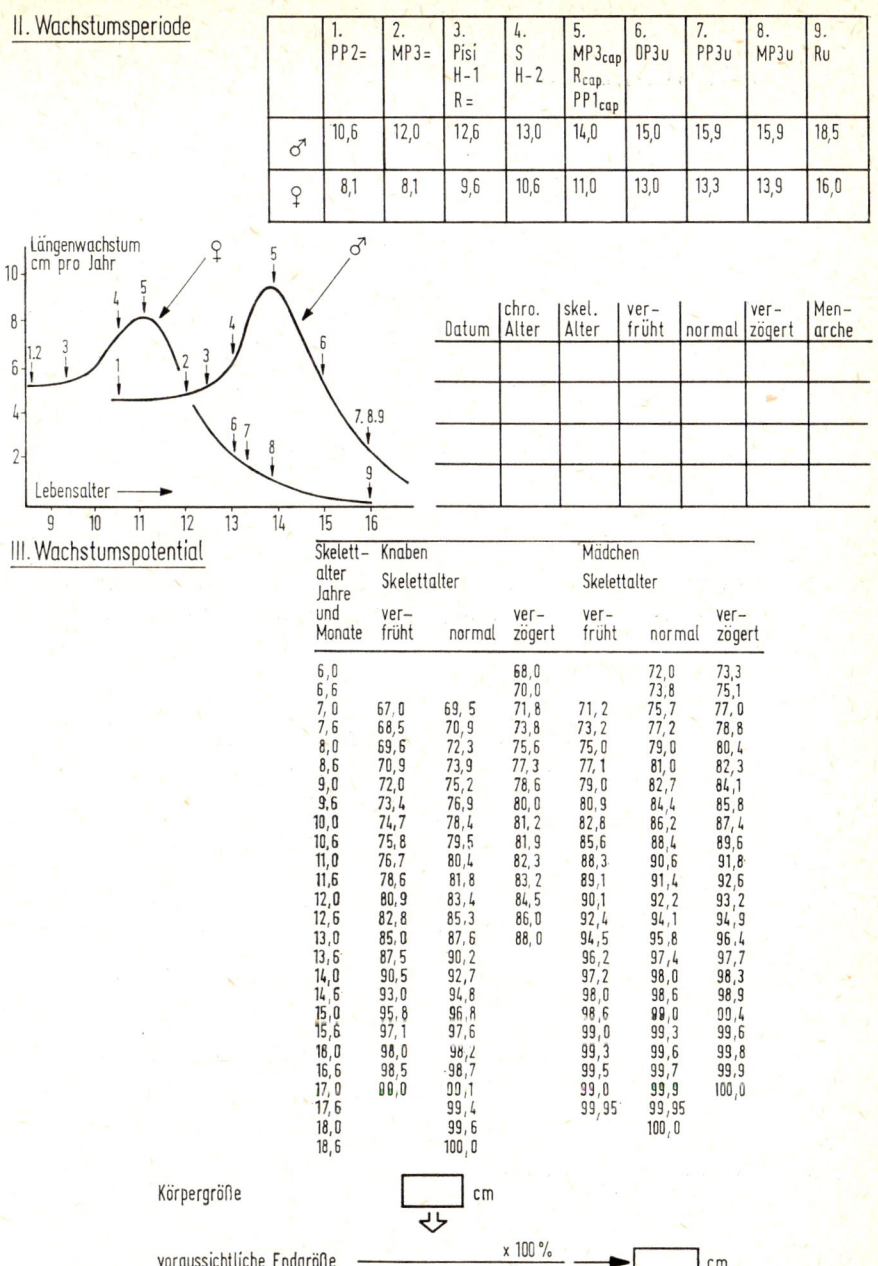

Bild 5 Auswertungsbogen für Röntgenaufnahmen der Hand nach SCHOPF (2. Seite: II. Wachstumsperiode: Tabelle zur Bestimmung des skelettalen Alters (modifiziert nach GREULICH und PYLE), Wachstumskurven für beide Geschlechter nach BJÖRK und Tabelle zum Vergleich von chronologischem und skelettalem Alter; III. Wachstumspotential: Tabelle von BAYLEY und PINNEAU zur Vorausberechnung der endgültigen Körpergröße)

2. Modellanalyse

Die metrische Analyse des Gebißmodells umfaßt
- die Beurteilung der Breite und Länge des Zahnbogens nach Richtwerten,
- den sagittalen und transversalen Symmetrievergleich, einschließlich der Feststellung einer Verschiebung der Zahnbogenmitte,
- die Erfassung von Abweichungen einzelner Zähne,
- die Beurteilung der Platzverhältnisse im Zahnbogen und
- die Feststellung von Disharmonien des Zahnmaterials.

2.1. Meßpunkte und -strecken für die Beurteilung der Breite, Länge und Symmetrie des Zahnbogens (Bild 6)

Meßpunkte im Oberkiefer
- Mitte der Fissur der ersten Prämolaren (im Wechselgebiß: distales Grübchen der ersten Milchmolaren)
- tiefste Stelle der Hauptfissur oder vordere Kreuzung der H-Fissur der ersten Molaren

Meßpunkte im Unterkiefer
- distaler Kontaktpunkt der ersten Prämolaren (im Wechselgebiß: distobukkaler Höcker der ersten Milchmolaren)
- Spitze des distobukkalen Höckers oder des mittleren bukkalen Höckers (bei einem fünfhöckrigen Zahn) der ersten Molaren

Vordere Zahnbogenbreite = Strecke 14—24 und Strecke 44—34 (zwischen den Meßpunkten)

Hintere Zahnbogenbreite = Strecke 16—26 und Strecke 46—36 (zwischen den Meßpunkten)

Die Zahnbogenbreiten werden als Lote von den Meßpunkten auf die Raphe-Median-Ebene gefällt. Die Teilstrecken, z. B. 14—R und R—24, sind für den Symmetrievergleich maßgebend.

Zahnbogenlänge = größter Abstand des Zahnbogens von der vorderen Zahnbogenbreite
Bezeichnung im Oberkiefer : LO
Bezeichnung im Unterkiefer : LU

Summe der Incisivi = Summe der größten mesiodistalen Kronendurchmesser der vier Schneidezähne
Bezeichnung im Oberkiefer : SI
Bezeichnung im Unterkiefer : si

Oberkiefer			
	Istwert	Richtwert	Diff.
14 – 24			
14 – R			
R – 24			
16 – 26			
16 – R			
R – 26			
LO			
Unterkiefer			
44 – 34			
44 – R			
R – 34			
46 – 36			
46 – R			
R – 36			
LU			

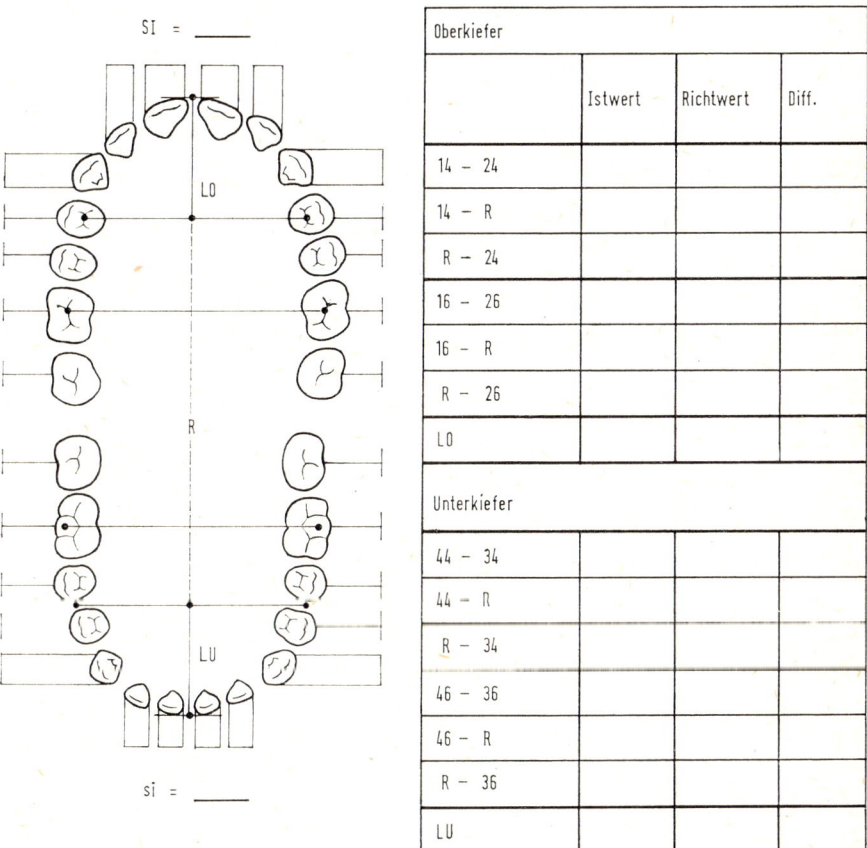

Bild 6 Auswertungsschema nach Petrik (modifiziert)

Beurteilung der Zahnbogenbreite und -länge

Pont fand im Jahre 1907 Korrelationen zwischen der Summe der oberen Incisivi (SI) und der vorderen und hinteren Zahnbogenbreite und errechnete hierfür Indexzahlen $\left(\text{vordere Zahnbogenbreite} = \dfrac{SI \cdot 100}{80}, \text{hintere Zahnbogenbreite} = \dfrac{SI \cdot 100}{64}\right)$. Korkhaus fügte diesen Größen noch die Zahnbogenlänge hinzu.

Mit Hilfe der Indexzahlen können aus der individuellen SI die dazugehörigen Maße für die vordere und hintere Zahnbogenbreite und die Zahnbogenlänge berechnet und mit den am Gebißmodell gemessenen Ist-Werten verglichen werden.

Als Ergebnis einer kritischen Bewertung des Pontschen Indexes sind 1969 die **Leipziger Richtwerte nach Mühlberg, Bräuniger und Weiskopf** entstanden.

In der Tabelle 7 sind die Werte für die vordere und hintere Zahnbogenbreite und die Zahnbogenlänge unter Berücksichtigung der Geschlechtsspezifität und der biostatistisch abgesicherten Varianz zusammengestellt.

Tabelle 7 Leipziger Richtwerte nach Mühlberg et al.

SI	Vordere Zahnbogenbreite		Hintere Zahnbogenbreite		Zahnbogenlänge LO	
	♂ $\bar{x}\,S \pm 1{,}5$	♀ $\bar{x}$	♂ $\bar{x}\,S \pm 2{,}0$	♀ $\bar{x}$	♂ $\bar{x}\,S \pm 1{,}5$	♀ $\bar{x}$
In Millimetern						
27—27,5	35	34,5	46	45,5	17,5	15,5
28—28,5	36	35,5	47,5	46	18,5	17
29—29,5	37,5	36	49	47	18	17
30—30,5	36,5	35	48	47	18	17
31—31,5	37,5	36,5	49	48	18	17,5
32—32,5	37,5	36,5	49,5	48	18,5	18
33—33,5	38,5	37	50	48	19	18,5
34—34,5	38,5	37,5	50,5	48	19,5	19,5
35—35,5	38,5		50,5		20,5	
36—36,5	39,5		51		20	

Für die Auswertung der Modellvermessung eignet sich das Schema nach Petrik (Bild 6). Auf der rechten Seite des Schemas können die Differenzen zwischen den am Gebißmodell gemessenen Ist-Werten und den aus der Tabelle 7 entnommenen Richtwerten berechnet werden. Mesiodistale Zahnverschiebungen, Abweichungen der Zahnbogenmitte von der Kiefermitte sowie Dystopien und Torsionen einzelner Zähne lassen sich im Zahnbogenschema durch Eintragen von Pfeilen und Meßwerten übersichtlich darstellen.

Der Richtwert für die untere Zahnbogenlänge LU ergibt sich aus der LO durch Subtraktion von 2.

$$\boxed{LU = LO - 2}$$

Fehlen obere Schneidezähne, kann der Wert für die SI mittels einer Umrechnungstabelle (s. Tab. 12) aus der si abgeleitet werden.

2.2. Beurteilung des Milchzahnbogens

Nach A. M. SCHWARZ entspricht die Durchschnittsform des vollzähligen, etwas lückigen oberen Milchzahnbogens einem Halbkreis. Demgegenüber ist der untere Milchzahnbogen frontal etwas abgeflacht. Der Halbkreis liegt den Zähnen vestibulär an und geht mit seiner Grundlinie im Oberkiefer durch die bukkalen Furchen der zweiten Milchmolaren (Bild 7), im Unterkiefer durch die Spitzen der distobukkalen Höcker der zweiten Milchmolaren.

Zur Beurteilung des Milchzahnbogens wird das Milchzahnbogenmuster von A. M. SCHWARZ verwendet. Es enthält 4 Halbkreise, die im Abstand von je 5 mm von einer Grundlinie ausgehen und einen gemeinsamen Mittelpunkt haben.

Mit einer auf das Gebißmodell exakt aufgelegten durchsichtigen Scheibe, auf die das Muster aufgetragen ist, können Abweichungen von der durchschnittlichen Bogenform erkannt werden.

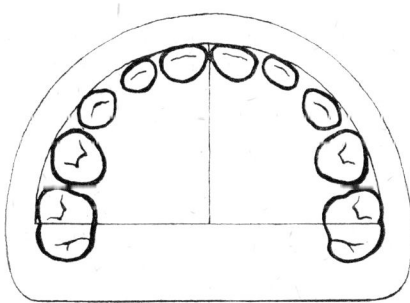

Bild 7 Halbkreisform des durchschnittlichen Zahnbogens im Milchgebiß; Oberkiefer (nach A. M. SCHWARZ)

2.3. Wechselgebißanalyse nach Moyers

Bei der Beurteilung der Platzverhältnisse im Wechselgebiß stützt sich MOYERS auf die Korrelation zwischen der Breitensumme der unteren Schneidezähne und der Breitensumme von Eckzahn und Prämolaren. Er empfiehlt folgendes Vorgehen:

1. Die Breite[1] jedes unteren Schneidezahnes wird gemessen und die Breitensumme (si) gebildet. Eintragung in das Analysenschema (Tab. 8).

2. Die Breitensumme der beiden unteren Schneidezähne der rechten Seite wird in der Meßlehre eingestellt und von der Mitte zwischen den unteren mittleren Schneidezähnen ausgehend entlang dem Bogenverlauf eine distale Markierung gesetzt. Diese Markierung trifft immer dann die Labialfläche des Eckzahnes, wenn die Frontzähne engstehen (Bild 8, Distanz A). Der gleiche Vorgang wiederholt sich auf der linken Seite (Distanz B).

3. Nun wird die Strecke von der Markierung bis zum mesialsten Punkt des ersten Molaren auf jeder Seite gemessen (Distanz C). Eintragung in die Spalte des Platzangebots.

4. Aus der Tabelle 9 wird der Vorhersagewert für die Breitensumme des Eckzahnes und der Prämolaren unter dem gemessenen si-Wert abgelesen und in die Spalte des wahrscheinlichen Platzbedarfs eingetragen. Nach MOYERS hat sich die Benutzung des 75%-Niveaus als zweckmäßig erwiesen.

5. Durch Subtraktion des wahrscheinlichen Platzbedarfs vom Platzangebot ergibt sich entweder ein Platzmangel (Minus-Differenz) oder eine Platzreserve (Plus-Differenz). Eine Platzreserve in den unteren Stützzonen ist für eine korrekte neutrale Einstellung der ersten Molaren von Bedeutung.

In gleicher Weise kann auch der obere Zahnbogen analysiert werden.

Tabelle 8   Auswertungsschema für die Wechselgebißanalyse

Zahn	42	41	31	32
Breite	7	6	6	7
Breitensumme (si)	26			
	rechts		links	
Platzangebot nach Einreihung der Schneidezähne	19		22	
Wahrscheinlicher Platzbedarf	24		24	
Differenz	−5		−2	
Diskrepanz	−7			

---

1   Breite = größter mesiodistaler Kronendurchmesser

Tabelle 9 Wahrscheinlichkeitstabelle für die Vorhersage der Breitensumme von Eckzahn und Prämolaren in Millimeter im Unter- und Oberkiefer nach der Breitensumme der unteren Schneidezähne (nach MOYERS). Unter dem errechneten Betrag für die Breitensumme der unteren Schneidezähne (si) kann abgelesen werden, welcher Platzbedarf für Eckzahn und Prämolaren mit welcher Wahrscheinlichkeit zu erwarten ist.

Oberkiefer

si	19,5	20,0	20,5	21,0	21,5	22,0	22,5	23,0	23,5	24,0	24,5	25,0	25,5	26,0	26,5	27,0	27,5	28,0	28,5	29,0
95%	21,6	21,8	22,1	22,4	22,7	22,9	23,2	23,5	23,8	24,0	24,3	24,6	24,9	25,1	25,4	25,7	26,0	26,2	26,5	26,7
85%	21,0	21,3	21,5	21,8	22,1	22,4	22,6	22,9	23,2	23,5	23,7	24,0	24,3	24,6	24,8	25,1	25,4	25,7	25,9	26,2
75%	20,6	20,9	21,2	21,5	21,8	22,0	22,3	22,6	22,9	23,1	23,4	23,7	24,0	24,2	24,5	24,8	25,0	25,3	25,6	25,9
65%	20,4	20,6	20,9	21,2	21,5	21,8	22,0	22,3	22,6	22,8	23,1	23,4	23,7	24,0	24,2	24,5	24,8	25,1	25,3	25,6
50%	20,0	20,3	20,6	20,8	21,1	21,4	21,7	21,9	22,2	22,5	22,8	23,0	23,3	23,6	23,9	24,1	24,4	24,7	25,0	25,3
35%	19,6	19,9	20,2	20,5	20,8	21,0	21,3	21,6	21,9	22,1	22,4	22,7	23,0	23,2	23,5	23,8	24,1	24,3	24,6	24,9
25%	19,4	19,7	19,9	20,2	20,5	20,8	21,0	21,3	21,6	21,9	22,1	22,4	22,7	23,0	23,2	23,5	23,8	24,1	24,3	24,6
15%	19,0	19,3	19,6	19,9	20,2	20,4	20,7	21,0	21,3	21,5	21,8	22,1	22,4	22,6	22,9	23,2	23,4	23,7	24,0	24,3
5%	18,5	18,8	19,0	19,3	19,6	19,9	20,1	20,4	20,7	21,0	21,2	21,5	21,8	22,1	22,3	22,6	22,9	23,2	23,4	23,7

Unterkiefer

si	19,5	20,0	20,5	21,0	21,5	22,0	22,5	23,0	23,5	24,0	24,5	25,0	25,5	26,0	26,5	27,0	27,5	28,0	28,5	29,0
95%	21,1	21,4	21,7	22,0	22,3	22,6	22,9	23,2	23,5	23,8	24,1	24,4	24,7	25,0	25,3	25,6	25,8	26,1	26,4	26,7
85%	20,5	20,8	21,1	21,4	21,7	22,0	22,3	22,6	22,9	23,2	23,5	23,8	24,0	24,3	24,6	24,9	25,2	25,5	25,8	26,1
75%	20,1	20,4	20,7	21,0	21,3	21,6	21,9	22,2	22,5	22,8	23,1	23,4	23,7	24,0	24,3	24,6	24,8	25,1	25,4	25,7
65%	19,8	20,1	20,4	20,7	21,0	21,3	21,6	21,9	22,2	22,5	22,8	23,1	23,4	23,7	24,0	24,3	24,6	24,8	25,1	25,4
50%	19,4	19,7	20,0	20,3	20,6	20,9	21,2	21,5	21,8	22,1	22,4	22,7	23,0	23,3	23,6	23,9	24,2	24,5	24,7	25,0
35%	19,0	19,3	19,6	19,9	20,2	20,5	20,8	21,1	21,4	21,7	22,0	22,3	22,6	22,9	23,2	23,5	23,8	24,0	24,3	24,6
25%	18,7	19,0	19,3	19,6	19,9	20,2	20,5	20,8	21,1	21,4	21,7	22,0	22,3	22,6	22,9	23,2	23,5	23,8	24,1	24,4
15%	18,4	18,7	19,0	19,3	19,6	19,8	20,1	20,4	20,7	21,0	21,3	21,6	21,9	22,2	22,5	22,8	23,1	23,4	23,7	24,0
5%	17,7	18,0	18,3	18,6	18,9	19,2	19,5	19,8	20,1	20,4	20,7	21,0	21,3	21,6	21,9	22,2	22,5	22,8	23,1	23,4

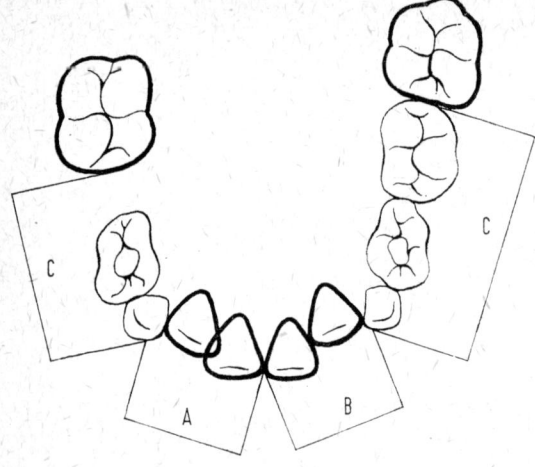

Bild 8 Wechselgebißanalyse nach MOYERS. Die Distanzen A und B entsprechen den Breitensummen der rechten bzw. linken Schneidezähne. Die Distanzen C stellen das Platzangebot für die Zähne der Stützzonen dar, nachdem die Schneidezähne eingeordnet sind

2.4. Stützzonenanalyse nach Hixon und Oldfather

Zur Bestimmung des Platzbedarfs in den Stützzonen verwenden HIXON und OLDFATHER eine kombinierte röntgenologisch-korrelationsstatistische Methode, die aber nur für den Unterkiefer anwendbar ist.

Die Summe aus den Breiten des mittleren und des seitlichen Schneidezahns und den auf Röntgenaufnahmen gemessenen Breiten der Prämolaren einer Unterkieferseite wird gebildet. Aus der Vorhersagetabelle (Tab. 10) kann nun der entsprechende Wert für die Breitensumme von Eckzahn und Prämolaren derselben Seite abgelesen werden.

Die Röntgenaufnahmen müssen sehr exakt und möglichst unter Verwendung eines langen Konus hergestellt werden.

Tabelle 10 Vorhersagetabelle für den Platzbedarf der noch nicht durchgebrochenen Zähne der Stützzonen im unteren Zahnbogen in Millimeter nach HIXON und OLDFATHER

Summe der Breiten des mittleren und seitlichen Schneidezahns und der Prämolaren (Röntgenbild) einer Seite im Unterkiefer	Breitensumme von Eckzahn und Prämolaren derselben Seite im Unterkiefer
23	18,4
24	19,0
25	19,7
26	20,3
27	21,0
28	21,6
29	22,3
30	22,9

2.5. Segmentanalyse des bleibenden Zahnbogens nach A. Lundström (modifiziert)

Die Analyse wird folgendermaßen durchgeführt:
1. Der Zahnbogen wird in Segmente (S1—S6) eingeteilt. Jedes Segment erfaßt ein Zahnpaar (Bild 9).

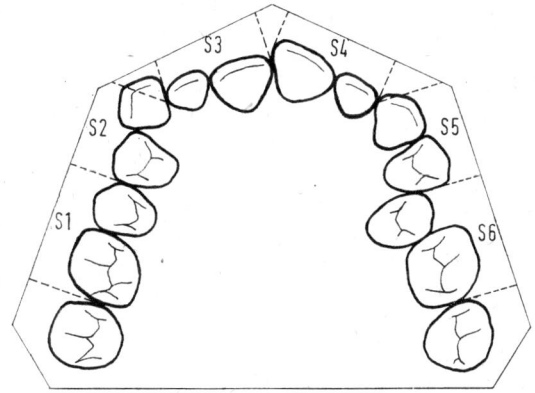

Bild 9 Segmenteinteilung des Zahnbogens (Umzeichnung nach A. LUNDSTRÖM)

2. Von jedem der 12 bleibenden Zähne wird die Breite — der größte mesiodistale Kronendurchmesser — ermittelt und in die obere Spalte des Auswertungsschemas (Tab. 11) eingetragen.
3. Für jedes Zahnpaar wird die Breitensumme gebildet und als Platzbedarf eingetragen.
4. Die Weite jedes Segments wird zwischen den Kontaktpunkten der benachbarten Zähne gemessen und als Platzangebot eingetragen.
5. Die Differenzen in den Segmenten geben dann den Platzmangel (Minus-Differenz) oder den Platzüberschuß (Plus-Differenz) an.

Tabelle 11 Auswertungsschema für die Segmentanalyse

Zahn	16	15	14	13	12	11	21	22	23	24	25	26
Breite	11,5	7,5	8,0	8,5	7,5	10,5	10,5	8,0	8,5	8,0	7,5	12

Segment	S 1	S 2	S 3	S 4	S 5	S 6
Platzangebot	19	14	17,5	18,5	16,5	17,5
Platzbedarf	19	16,5	18	18,5	16,5	19,5
Differenz	0	—2,5	—0,5	0	0	—2
Diskrepanz	—5					

6. Aus der Addition der Differenzbeträge S1—S6 ergibt sich schließlich die **Diskrepanz** für den gesamten Zahnbogen.

Ist nur ein begrenzter Abschnitt des Zahnbogens von Platzmangel betroffen, dann wird nur die Weite dieses Bogenabschnitts gemessen und mit der Breitensumme der dazu gehörenden Zähne verglichen.

2.6. Feststellung von Disharmonien im Zahnmaterial

2.6.1. Tonnscher Index

Nach Tonn gibt es eine Korrelation zwischen den Breitensummen der bleibenden Schneidezähne des Oberkiefers (SI) und des Unterkiefers (si). Er fand dafür die Indexzahl 0,74. (Die Streuung beträgt nach Gerlach s = ± 0,04). Daraus ergibt sich die Formel:

$$\frac{SI \cdot 74}{100} = si \quad \text{oder} \quad \frac{si}{SI} \cdot 100 = 74\%$$

In der Tabelle 12 ist das durchschnittliche Zahlenverhältnis SI : si dargestellt.

Tabelle 12 Verhältnis zwischen den Breitensummen der oberen und unteren bleibenden Schneidezähne (SI : si) in Millimetern

SI	27	28	29	30	31	32	33	34	35
si	20,0	20,7	21,5	22,2	23,0	23,7	24,4	25,2	26,0

Eine Disharmonie im Zahnmaterial zwischen oberem und unterem Schneidezahnbereich kann mit der Indexzahl und der Tabelle 12 festgestellt werden:

Ist das prozentuale Verhältnis si : SI > 74, dann besteht im unteren Schneidezahnbereich ein Überschuß an Zahnmaterial. Bei einem Verhältnis si : SI < 74 befindet sich im oberen Schneidezahnbereich ein Zuviel an Zahnmaterial. Der Überschuß in Millimetern wird errechnet, indem von der realen si der ideale (Tabellen-)Wert subtrahiert wird.

Beispiel:

$$si = 26{,}0\,mm \qquad \frac{26}{32} \cdot 100 = 81{,}2\%$$
$$SI = 32{,}0\,mm$$

$$\boxed{26{,}0} - \boxed{23{,}7} = \boxed{2{,}3}\ mm$$

reale si ideale si Überschuß

2.6.2. Bolton-Analyse

BOLTON errechnete für das durchschnittliche Verhältnis zwischen den Breitensummen der 6 oberen und der 6 unteren bleibenden Frontzähne (= vorderes Verhältnis) den Prozentwert 77,2 und für das durchschnittliche Verhältnis zwischen den Breitensummen der 12 oberen und der 12 unteren bleibenden Zähne (= Gesamtverhältnis) den Prozentwert 91,3.

Vorderes Verhältnis (6 Zähne)	77,2 ± 1,6%
Gesamtverhältnis (12 Zähne)	91,3 ± 1,9%

In der Tabelle 13 sind die durchschnittlichen Werte für das vordere Verhältnis, in der Tabelle 14 für das Gesamtverhältnis wiedergegeben.

Tabelle 13 Verhältnis zwischen den Breitensummen der 6 oberen und 6 unteren Frontzähne in Millimetern nach BOLTON

Oberkiefer	40,0	40,5	41,0	41,5	42,0	42,5	43,0	43,5
Unterkiefer	30,9	31,3	31,7	32,0	32,4	32,8	33,2	33,6
Oberkiefer	44,0	44,5	45,0	45,5	46,0	46,5	47,0	47,5
Unterkiefer	34,0	34,4	34,7	35,1	35,5	35,9	36,3	36,7
Oberkiefer	48,0	48,5	49,0	49,5	50,0	50,5	51,0	51,5
Unterkiefer	37,1	37,4	37,8	38,2	38,6	39,0	39,4	39,8
Oberkiefer	52,0	52,5	53,0	53,5	54,0	54,5	55,0	
Unterkiefer	40,1	40,5	40,9	41,3	41,7	42,1	42,5	

Tabelle 14 Verhältnis zwischen den Breitensummen der 12 oberen und 12 unteren bleibenden Zähne in Millimetern nach BOLTON

Oberkiefer	85	86	87	88	89	90	81	92
Unterkiefer	77,0	78,5	79,4	80,3	81,3	82,1	83,1	84,0
Oberkiefer	93	94	95	96	97	98	99	100
Unterkiefer	84,9	85,8	86,7	87,6	88,6	89,5	90,4	91,3
Oberkiefer	101	102	103	104	105	106	107	108
Unterkiefer	92,2	93,1	94,0	95,0	95,9	96,8	97,8	98,6
Oberkiefer	109	110						
Unterkiefer	99,5	100,4						

Ergibt sich aus den gemessenen Zahnbreiten und den errechneten Breitensummen für das vordere Verhältnis ein Wert > 77,2 oder für das Gesamtverhältnis ein Wert > 91,3, dann besteht in der unteren Zahngruppe ein

Überschuß an Zahnmaterial. Der Überschuß in Millimetern wird berechnet, indem von der realen Breitensumme der ideale (Tabellen-)Wert abgezogen wird.

Beispiel für eine Disharmonie im Gesamtverhältnis:
reale $\sum$ 12 UK-Zähne = 90 mm
reale $\sum$ 12 OK-Zähne = 95 mm

$\dfrac{90}{95} \cdot 100 = 94{,}7\%$

$\boxed{90}$ $-$ $\boxed{86{,}7}$ $=$ $\boxed{3{,}3}$ mm

reale $\sum$ 12 UK   ideale $\sum$ 12 UK   Überschuß

Wird für das vordere Verhältnis ein Wert <77,2 oder für das Gesamtverhältnis ein Wert <91,3 errechnet, dann besteht in der oberen Zahngruppe ein Überschuß an Zahnmaterial.

2.7. Breite der bleibenden Zähne

In der Tabelle 15 sind die durchschnittlichen mesiodistalen Kronendurchmesser der bleibenden Zähne aufgeführt. Die weiten Streubereiche weisen auf die große Variabilität der Zahngröße hin.

Tabelle 15   Breite der bleibenden Zähne in Millimetern nach BALLARD

Oberkiefer	$\bar{x}$	Streuung	Unterkiefer	$\bar{x}$	Streuung
1	8,91	5,5–11,0	1	5,67	4,5–10,0
2	7,08	3,5– 9,5	2	6,28	5,0– 8,5
3	8,00	6,0–11,0	3	7,12	5,5– 9,0
4	7,27	6,0– 9,5	4	7,36	5,5– 9,0
5	7,14	5,5–10,5	5	7,50	5,5–11,5
6	10,98	8,5–13,0	6	11,17	7,0–13,0

3. Einteilung der Dysgnathien

3.1. Klassifikation der Okklusionsanomalien nach Angle (Bild 10 bis 13)

Klasse I. Die Bögen in normalen mesiodistalen Beziehungen.

Klasse II. Der untere Bogen distal vom Normalen in seiner Beziehung zum Oberkiefer.

Abteilung 1. Beiderseits distale Okklusion. Protrusion der oberen Schneidezähne. Mundatmen ist Ursache oder wenigstens Begleiterscheinung.
Unterabteilung. Distale Okklusion auf einer Seite. Protrusion der oberen Schneidezähne. Mundatmung ist Ursache oder wenigstens Begleiterscheinung.
Abteilung 2. Beiderseits distale Okklusion. Retrusion der oberen Schneidezähne. Atmung normal.
Unterabteilung. Distale Okklusion auf einer Seite. Retrusion der oberen Schneidezähne. Atmung normal.

Klasse III. Der Unterkiefer in seiner Beziehung zum Oberkiefer mesial vom Normalen.

Abteilung. Beiderseits mesiale Okklusion.
Unterabteilung. Einseitige mesiale Okklusion.

Synonyma für die Angle-Klassen

ANGLE	KÖRBITZ	A. M. SCHWARZ
Klasse I	Neutraler Biß	Regelbiß
Klasse II	Distalbiß	Rückbiß
Klasse III	Mesialbiß	Vorbiß

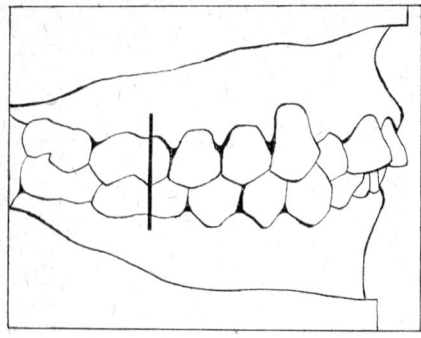
Bild 10   Angle-Klasse I

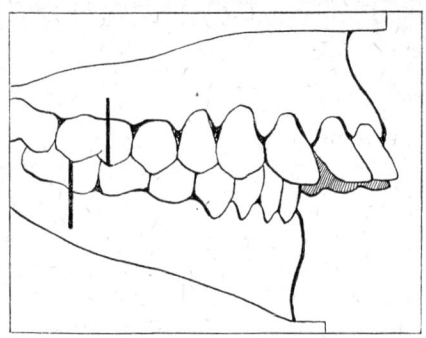
Bild 11   Angle-Klasse II 1

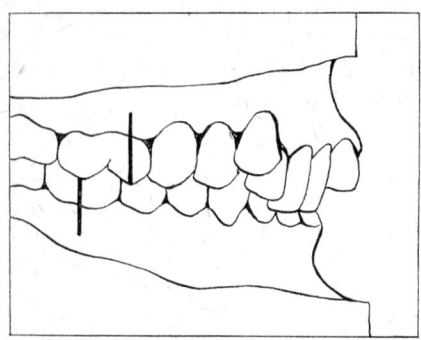
Bild 12   Angle-Klasse II 2

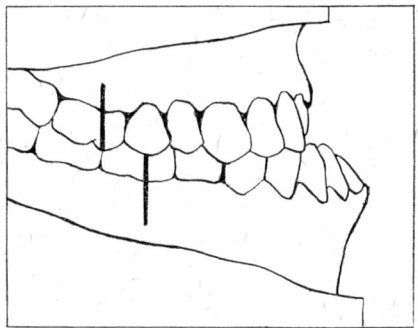
Bild 13   Angle-Klasse III

3.2. Genetische Einteilung der Gebißanomalien nach Kantorowicz und Korkhaus

A. Vorwiegend umweltbedingt

I. Kompressionsanomalien

(bei Neutralbiß, Distalbiß, ein- oder beiderseitigem Kreuzbiß):
1. Kieferkompression mit Protrusion der oberen Front
   a) engstehend
   b) lückig
2. Kieferkompression mit frontalem Engstand

II. Belastungsdeformitäten
(offener Biß, bei Neutralbiß, Distalbiß oder Kreuzbiß):
1. Lutschoffener Biß
2. Echter offener Biß (Rachitis)

III. Folgen von Zahnverlust während der Kieferentwicklung
(vorzeitiger Milchzahnverlust, Verlust bleibender Zähne):
1. Wachstumshemmung des Alveolarbogens
   a) im Oberkiefer: „Unechte Progenie"
   b) im Unterkiefer: „Unechte Prognathie"
   c) in beiden Kiefern: „Bialveoläre Retrusion"
2. Zahnwanderung

B. Vorwiegend erbbedingt

IV. Progenie, genuiner Vorbiß
(bei Neutralbiß, Mesialbiß oder Kreuzbiß)

V. Deckbiß
(bei Neutralbiß oder Distalbiß)

VI. Genuiner Distalbiß
(ohne Kieferkompression und ohne Deckbiß)

C. Teils umweltbedingt, teils erbbedingt

VII. Monokausale Anomalien
1. Folgen anormaler Zahnkeimlage
   a) Retention von Zähnen
   b) Durchbruch an falscher Stelle (Außen- bzw. Innenstand) bei Persistenz des Milchvorgängers
2. Echtes Diastema
3. Anomalien der Zahnzahl und Zahngröße
   a) Unterzahl bzw. reduzierte Zahngröße
   b) Überzahl bzw. übermäßige Zahngröße, Doppelbildungen
   c) Größenmißverhältnis zwischen oberen und unteren Zähnen
4. Mißverhältnis zwischen Produktion der Zahnleiste und Kieferkörper
   a) zu viel Zahnmaterial/zu kleiner Basalbogen:
      Bialveoläre Protrusion
   b) zu wenig Zahnmaterial/großer Basalbogen:
      Lückengebiß
5. Durchbruchsstörungen
6. Folgen von Geburtstrauma, Verletzungen, Narbenzug, Spaltbildungen,

Kiefergelenkerkrankungen, endokrinen Störungen, Säuglingsosteomyelitis, Tumoren usw.

3.3. Einteilung der Gebißanomalien nach Reichenbach

1. Schmalkiefer
   a) mit Spitzfront (eng oder lückig)
   b) mit engstehender Front
2. Kreuzbiß
3. Progenie
4. Deckbiß
5. Offener Biß
   a) Lutschoffener Biß
   b) Echter offener Biß
6. Folgen vorzeitigen Zahnverlusts.

Bei allen diesen Anomaliengruppen sollte zweckmäßigerweise die Bezeichnung der Bißlage ergänzend hinzugefügt werden.

7. Sonstige einfach bedingte Anomalien, wie Überzahl und Unterzahl der Zähne, Zahnretention und Diastema.

3.4. Einteilung der Gebißanomalien nach Leitsymptomen nach Klink-Heckmann

1. Platzmangel
2. Platzüberschuß
3. Ausgeprägte sagittale Schneidekantenstufe
4. Unterer Frontzahnvorbiß
5. Laterale Okklusionsstörung
6. Offener Biß
7. Steil oder invertiert stehende Schneidezähne
8. Falsch verzahnte Einzelzähne
9. Fehlerhafte Zahnzahl.

4. Röntgenologische Lagebestimmung von Zähnen

Die Lagebestimmung verlagerter Zähne und nicht durchgebrochener überzähliger Zähne wird durch eine spezielle Projektion mit parallaktischer Verschiebung wesentlich erleichtert. Dazu sind zwei Röntgenaufnahmen erforderlich, deren Projektionsrichtungen im Winkel von 30° bis 40° zueinander stehen und den Zahnbogen exzentrisch schneiden. Die erste Aufnahme sollte immer von rechts erfolgen und besonders gekennzeichnet werden.

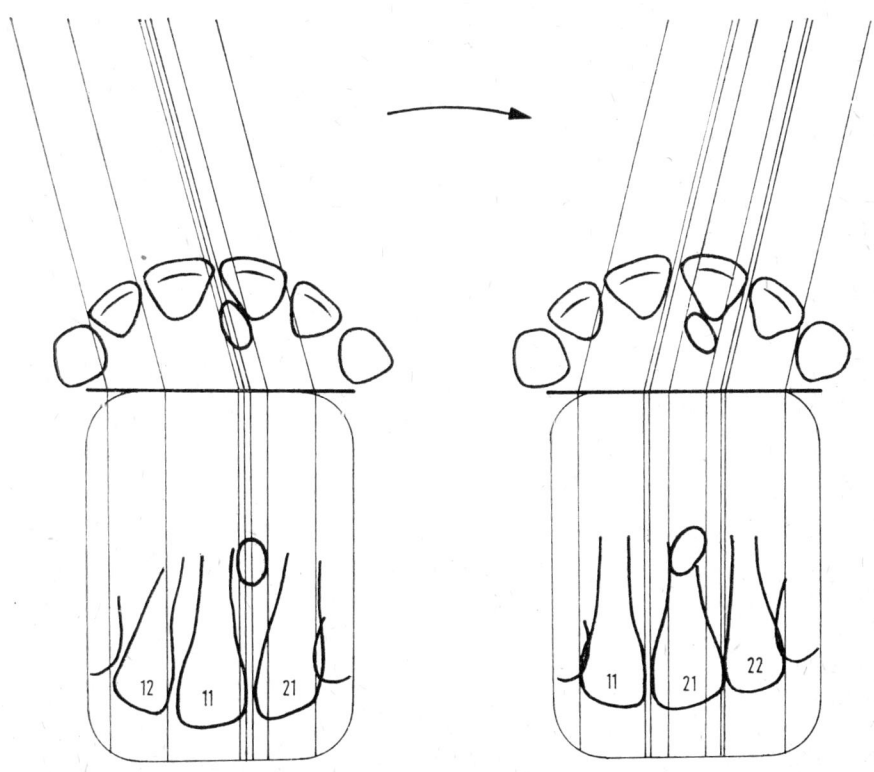

Bild 14a   1. Röntgenaufnahme exzentrisch von rechts

Bild 14b   2. Röntgenaufnahme exzentrisch von links; Mesiodens liegt palatinal

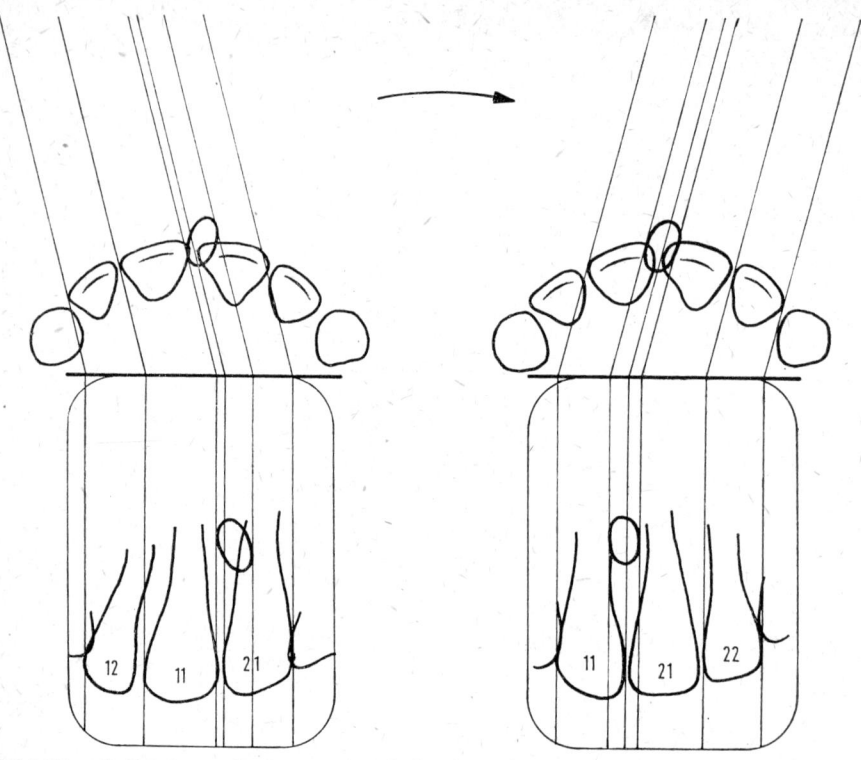

Bild 15a 1. Röntgenaufnahme exzentrisch von rechts.

Bild 15b 2. Röntgenaufnahme exzentrisch von links; Mesiodens liegt labial

Für die Auswertung der beiden Röntgenbilder gilt folgende Regel:
Verschiebt sich das Objekt (Mesiodens, verlagerter Eckzahn) gegenüber benachbarten Zähnen in der gleichen Richtung wie die Strahlenquelle, dann ist seine Lage palatinal (Bild 14). Bei entgegengesetzter Verschiebung liegt das Objekt vestibulär (Bild 15).

Merke:

    Verschiebung **mit dem Strahl** . . . . . Lage ist **palatinal**
                  dazu **konträr** . . . . . **vestibulär**.

5. Gesichtsprofil-Analyse

5.1. Mittelwertprofil des Gesichts nach A. M. Schwarz

Bezugspunkte und -linien (Bild 16)

Abkürzung	Bezeichnung, Definition
tr	Trichion (Haaransatz)
n	Hautnasion; tiefste Einziehung zwischen Stirn und Nase
o	Orbitale, Augpunkt; liegt eine Lidspaltenbreite unter der Pupille des ungezwungen geöffneten, geradeaus blickenden Auges
p	Haut-Porion; oberster Punkt des Gehöreingangs
ls	Labrale superius, Oberlippenkante
sto	Stomion, Mundspalte
sn	Subnasale; Übergang vom Septum nasi zur Oberlippe
li	Labrale inferius; Unterlippenkante
pog	Hautpogonion; vorderster Punkt des Weichteilkinns
gn	Hautgnathion; unterster Punkt des Weichteilkinns
H-Linie	Ohr-Aug-Ebene durch die Punkte p und o
Pn	Nasionsenkrechte; Senkrechte vom Hautnasion auf die H-Linie
Po	Orbitalsenkrechte; Senkrechte auf die H-Linie im Orbitalpunkt o
KPF	Kieferprofilfeld zwischen den Senkrechten Pn und Po. Breite bei Kindern: 13—14 mm, bei Erwachsenen: 15—17 mm
tr — n	Stirndrittel,
n — sn	Nasendrittel und
sn — gn	Kieferdrittel sind annähernd gleich groß. Das Kieferdrittel darf bis 10% größer sein. Das Kieferdrittel gliedert sich in die Abschnitte sn — sto (= 1/3) und sto — gn (= 2/3).
T	Mundtangente durch die Punkte sn und pog; bildet mit der Senkrechten Pn den Profilwinkel, der bei geraden Gesichtern etwa 10° beträgt.

Nach A. M. Schwarz verläuft die Kieferprofillinie beim **geraden Durchschnittsgesicht** innerhalb des Kieferprofilfeldes und wird durch folgende Merkmale bestimmt:

— das Subnasale sn liegt auf der Senkrechten Pn
— die Oberlippe berührt ebenfalls diese Linie
— die Unterlippe steht 1/3 der KPF-Breite hinter der Pn
— das Hautpogonion pog liegt in der Mitte des KPF
— die Mundtangente halbiert das Oberlippenrot und berührt die Unterlippe.

Je nach Lage des Subnasale zur Pn (vor, auf oder hinter Pn) handelt es sich um ein **Vor-, Durchschnitts-** oder **Rückgesicht.** Verschiebt sich die gesamte Kieferprofillinie parallel nach vorn oder hinten, dann ergeben sich die Formen des **geraden Vorgesichts** oder **geraden Rückgesichts.** Verschiebt sich das Pogonion nicht in gleichem Maße und in gleicher Richtung wie das Subnasale, dann ergeben sich **nach vorn** oder **nach hinten schiefe Gesichter.** Somit können 9 verschiedene Formen des Gesichtsprofils unterschieden werden. Die schiefen Profilformen sind ästhetisch ungünstig zu bewerten. Deshalb sollte eine kieferorthopädische Behandlung einen Profilverlauf anstreben, der der geraden Gesichtsform entspricht.

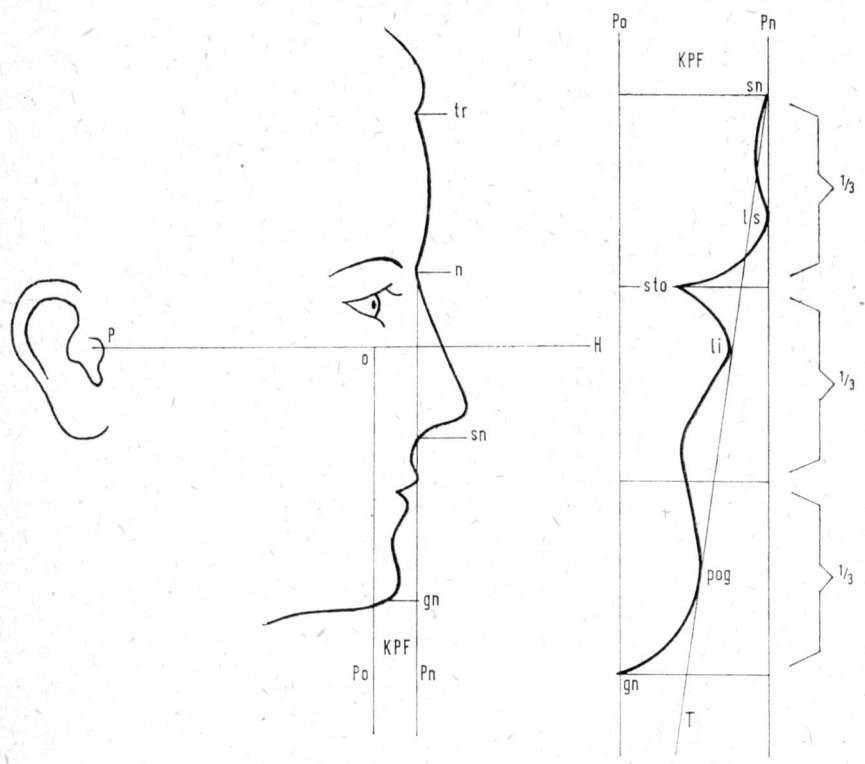

Bild 16a Mittelwertprofil des Gesichts nach A. M. Schwarz (Umzeichnung mit dem Profil nach rechts)

Bild 16b Mittelwertprofil des Kieferdrittels nach A. M. Schwarz (Umzeichnung mit dem Profil nach rechts)

5.2. Analyse des Mundprofils nach Ricketts

RICKETTS verwendet als Bezugslinie eine Tangente an Nasenspitze und Kinn, die Ästhetik-Linie. Als ästhetisch günstig werden folgende Relationen bewertet:
— beim Erwachsenen sollen die Lippen hinter der Ästhetik-Linie liegen (Bild 17),
— die Unterlippe soll etwas vor der Oberlippe in Relation zur Bezugslinie stehen,
— im Milchgebiß liegen die Lippen vor,
— im Wechselgebiß vor oder auf der Ästhetik-Linie.

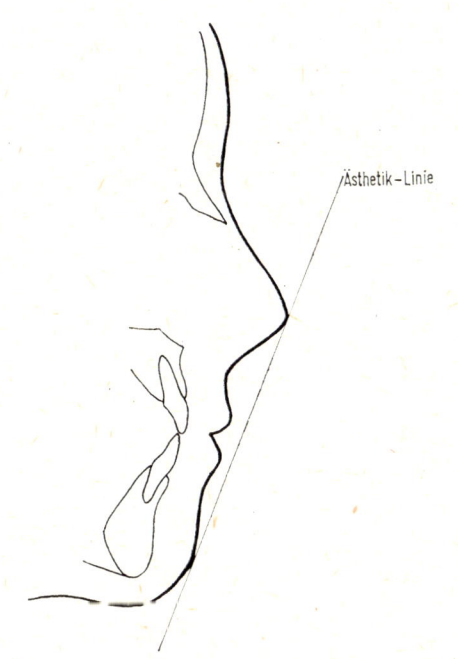

Bild 17   Analyse des Mundprofils nach RICKETTS

6. Kephalometrische Analyse

6.1. Bezugspunkte (Bild 18)

Abkürzung	Bezeichnung	Definition
N	Nasion	Vorderes Ende der Sutura nasofrontalis
S	Sella	Mittelpunkt der Sella turcica
Se	Sella-Eingang, nach A. M. SCHWARZ	Mittelpunkt des Sella-Eingangs, halbiert die kürzeste Distanz der Röntgenkontur der Sella
Or	Orbitale	Tiefster Punkt der Röntgenkontur der Orbita
A	A-Punkt, Subspinale	Tiefste Einziehung zwischen Spina nasalis anterior und Prosthion
	A-Punkt nach JARABAK	Konstruierter Punkt 2 mm vor dem Apex $\underline{1}$
Pr	Prosthion	Vorderster und unterster Punkt am Processus alveolaris zwischen den mittleren Incisivi
Spa	Spina nasalis anterior	Spitze der Spina nasalis anterior
Spp	Spina nasalis posterior	Schnittpunkt der Verlängerung der vorderen Wand der Fossa pterygopalatina mit dem Nasenboden
Ar (ar)	Articulare	Schnittpunkt des dorsalen Randes des aufsteigenden Unterkieferastes mit dem äußeren unteren Rand der Schädelbasis
Ba	Basion	Unterster Punkt am vorderen Rand des Foramen magnum
Is $\underline{1}$	Incision superius	Schneidekante des am weitesten vorn gelegenen oberen mittleren Schneidezahns
Is $\overline{1}$	Incision inferius	Schneidekante des am weitesten vorn gelegenen unteren mittleren Schneidezahns
B	B-Punkt, Supramentale	Tiefste Einbeziehung der vorderen Begrenzung des Alveolarfortsatzes des Unterkiefers

Abkürzung	Bezeichnung	Definition
Pog	Pogonion	Vorderster Punkt des knöchernen Kinns
Me	Menton	Unterster Punkt auf der Röntgenkontur der Symphyse; unterster Punkt des knöchernen Kinns
Gn	Gnathion	Vorderster und unterster Punkt des knöchernen Kinns; Schnittpunkt der Senkrechten auf der Linie Pog — Me mit der äußeren Knochenkontur des Kinns
Go	Gonion	Tiefster und hinterster Punkt der hinteren Kontur des Kieferwinkels; Schnittpunkt dieser Kontur mit der Winkelhalbierenden der Unterkiefertangenten
	Gonion auch:	Konstruierter Punkt: Schnittpunkt der Unterkiefertangenten.

6.2. Bezugslinien und Meßstrecken (Bild 18)

Linie	Bezeichnung und Bedeutung	Durchschnittslänge
S — N (Se—N)	Vordere Schädelbasislänge	71 mm
S — Ar	Hintere Schädelbasislänge	32—35 mm
Ar — Go	Ramus-Höhe	
Go — Me	Mandibularebene, Unterkieferkörperlänge (= Unterkieferrand-Tangente)	
N — A	Nasion — A-Punkt	
N — B	Nasion — B-Punkt	
N — Pog	Nasion — Pogonion, Gesichtsebene	
N — Me	Vordere Gesichtshöhe	
N — Go	X-Achse; teilt den Kieferwinkel in einen oberen und unteren Winkel	
SpP	Spinaebene Spp — Spa	
OcP	Okklusionsebene; geht durch den Halbierungspunkt der Strecke des Schneidezahnüber-	

Linie	Bezeichnung und Bedeutung	Durch-schnitts-länge
	bisses in der Schlußbißstellung und den distalsten Berührungspunkt der letzten in Okklusion stehenden Molaren	
S — Gn	Y-Achse	
S — Go	Hintere Gesichtshöhe	
Pn	Nasionsenkrechte; Senkrechte im Hautnasion n auf Linie Se — N	
$\underline{\underline{1}}$: S — N	Bis zur Linie S — N verlängerte Achse $\underline{1}$	
$\overline{1}$: Go — Me	Bis zur Mandibularebene verlängerte Achse $\overline{1}$	
$\underline{1}$: N — A	Abstand der Schneidekante $\underline{1}$ von Linie N — A	
$\overline{1}$: N — B	Abstand der Schneidekante $\overline{1}$ von Linie N — B	
Pog : N — B	Abstand des Pogonions von Linie N — B	
$\underline{1}$: N — Pog	Abstand der Schneidekante $\underline{1}$ von Linie N — Pog	
$\overline{1}$: N — Pog	Abstand der Schneidekante $\overline{1}$ von Linie N — Pog	
S — L	Strecke zwischen Sella und dem auf die Linie S — N lotrecht projizierten Punkt Pog	
S — E	Strecke zwischen Sella und dem Schnittpunkt der Linie S — N mit einer Senkrechten, die den hinteren Rand des Gelenkkopfes tangiert.	

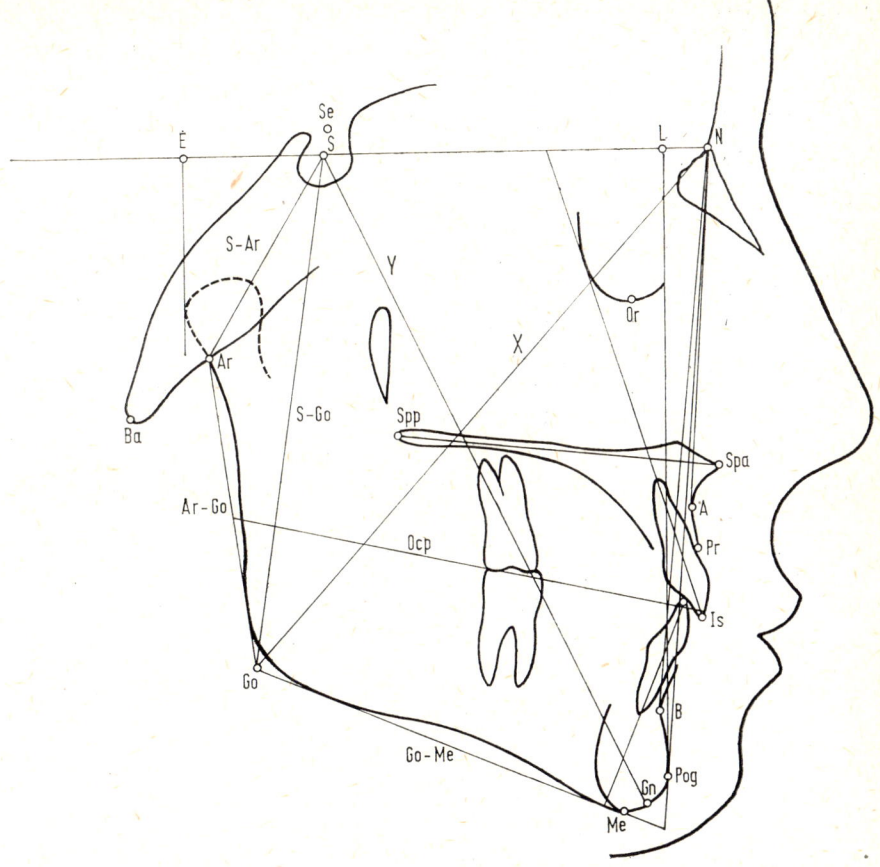

Bild 18 Bezugspunkte und -linien und Meßstrecken für die Kephalometrie (Umzeichnung nach Rakosi)

6.3. Winkel (Bild 19)

Nr.	Bestimmungs- punkte und -linien	Bezeichnung	Durch- schnittswert
1	N S Ar	Sattelwinkel	123° ± 5°
2	S Ar Go	Gelenkwinkel	143° ± 6°
3	Ar Go Me	Kieferwinkel	130° ± 7°
4	Summenwinkel	Summe aus Sattel-, Gelenk- und Kieferwinkel	396° ± 5°
5	N Go Ar	Oberer Kieferwinkel	52° − 55°
6	N Go Me	Unterer Kieferwinkel	70° − 75°
7	S N A	Sagittale Lagebeziehung des Oberkiefers zur vorderen Schädelbasis	81°
8	S N B	Sagittale Lagebeziehung des Unterkiefers zur vorderen Schädelbasis	79°
9	A N B	Sagittale Lagebeziehung zwischen Ober- und Unterkiefer	2°
10	S N Pog	Gesichtsebenenwinkel; röntgenologischer Profilwinkel	80°
11	S − N : Go − Me	Winkel zwischen vorderer Schädelbasislinie und Manibularebene	32°
12	SpP : Go − Me	Winkel zwischen Spina- und Mandibularebene; Grundebenenwinkel	25°
13	N S Gn	Winkel zwischen vorderer Schädelbasislinie und Y-Achse; Schädelwachstumswinkel	66°
14	Pn : SpP (J)	Oberer Winkel zwischen Nasionsenkrechter und Spinaebene; Inklinationswinkel nach A. M. Schwarz	85°
15	$\underline{1}$: S − N	Winkel zwischen Achse $\underline{1}$ und vorderer Schädelbasislinie	102° ± 2°
16	$\underline{1}$: SpP	Winkel zwischen Achse $\underline{1}$ und Spinaebene	70° ± 5°
17	$\underline{1}$: N − A	Winkel zwischen Achse $\underline{1}$ und Linie N − A	22°

Nr.	Bestimmungs- punkte und -linien	Bezeichnung	Durch- schnittswert
18	$\bar{1}$: Go — Me	Winkel zwischen Achse $\bar{1}$ und Mandibularebene	90° ± 3°
19	$\bar{1}$: N — B	Winkel zwischen Achse $\bar{1}$ und Linie N — B	25°
20	$\underline{1}$: $\bar{1}$	Interinzisalwinkel	135°

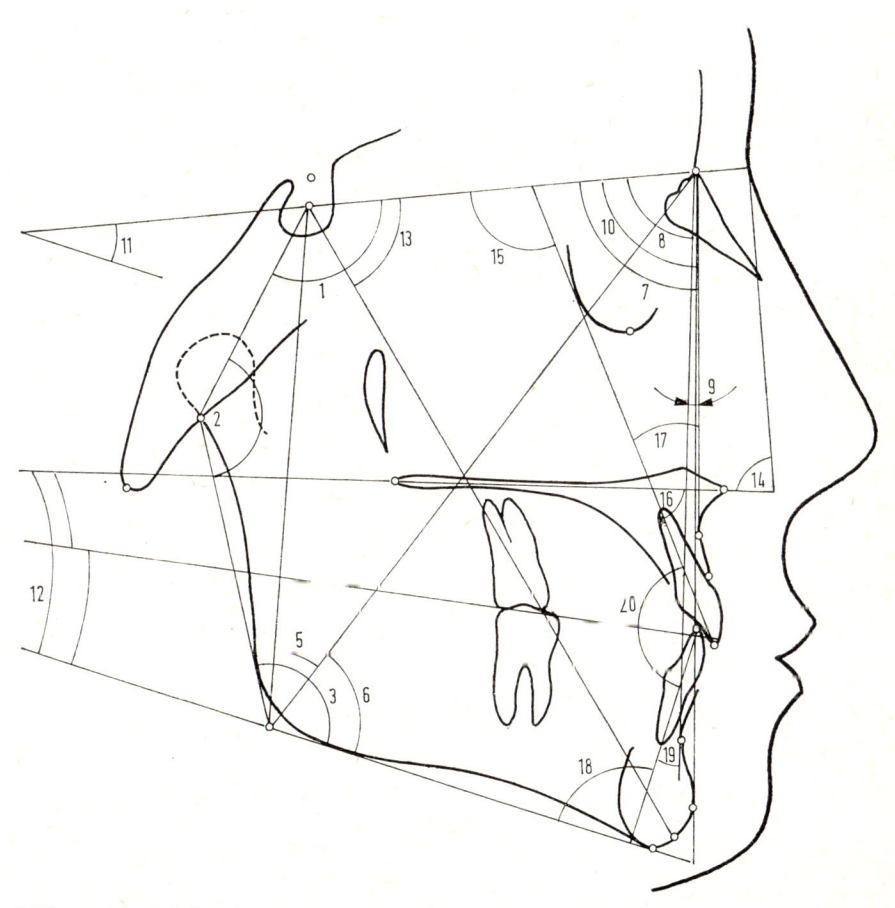

Bild 19 Winkel für die Kephalometrie (Umzeichnung nach RAKOSI)

6.4. Kephalometrische Analyse nach A. M. Schwarz

Kraniometrie (Durchschnittswerte), (Bild 20)

Se — N	Strecke Sella-Eingang — Nasion	mm
F ∢ (Se N A)	Fazialwinkel; sagittale Lagebeziehung des Oberkiefers zur vorderen Schädelbasis	85°
H ∢	H-Winkel (zwischen H-Linie und Pn)	90°
J ∢	Inklinationswinkel (zwischen SpP und Pn); Gebißschwenkungswinkel	85°
T ∢	Profilwinkel (zwischen Linie sn — pog und Pn)	10°

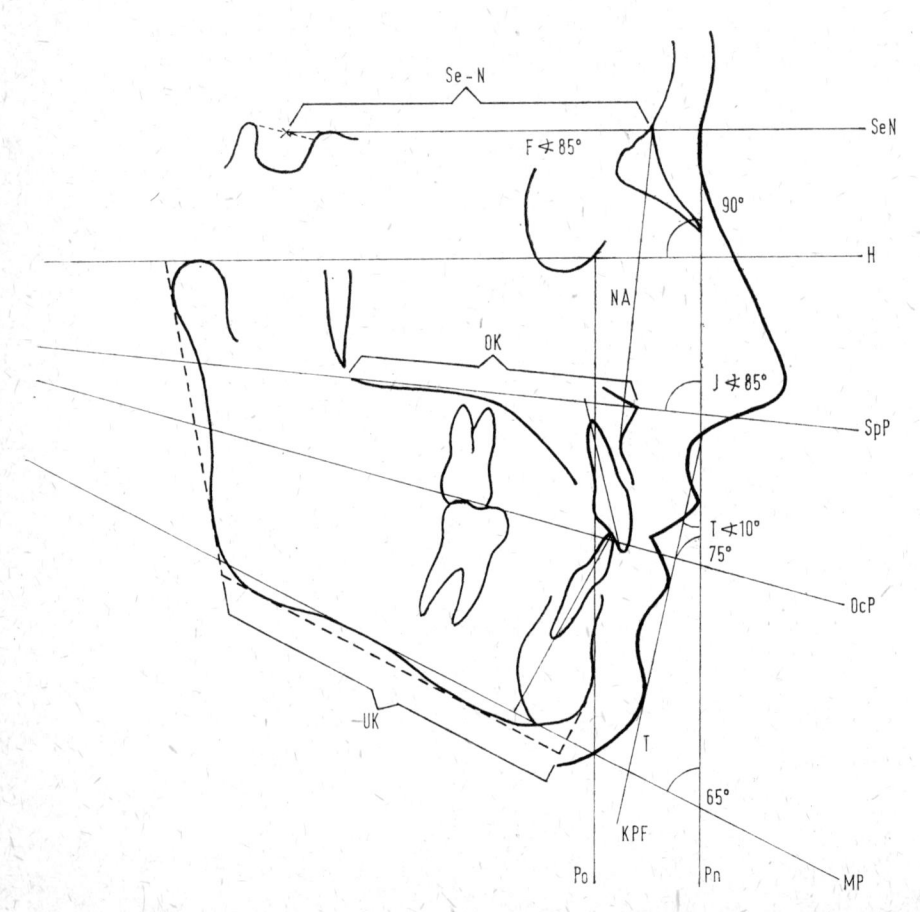

Bild 20 Kraniometrische Analyse nach A. M. Schwarz (Umzeichnung mit Profil nach rechts)

Gnathometrie (Durchschnittswerte), (Bild 21)

B ∡	Grundebenenwinkel zwischen SpP und MP	20° ± 5°
Gonionwinkel	Winkel zwischen den Tangenten MT_1 u. MT_2	123° ± 10°
Unterkieferlänge	= Strecke Se − N + 3 mm	
Oberkieferlänge	(Spa − Spp) = 2/3 UK-Länge	
Unterkieferasthöhe	Ast : UK = 5 : 7	
$\underline{1}$: SpP	Winkel zwischen Achse $\underline{1}$ und Spinaebene	70° ± 5°
$\overline{1}$: MP	Winkel zwischen Achse $\overline{1}$ und Unterkiefergrundebene	85° ± 5°
ii ∡	Interinzisalwinkel	140°
MM ∡	Maxilla-Mandibula-Winkel (zwischen verlängerter Linie A − B und Spinaebene); sagittale Lagebeziehung der Kiefer zueinander	90°

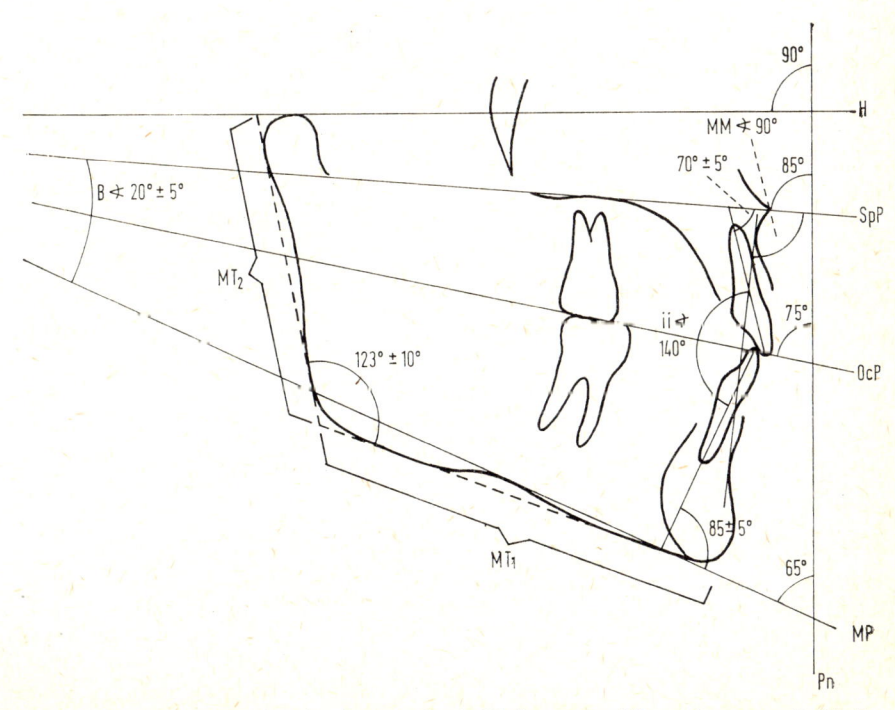

Bild 21 Gnathometrische Analyse nach A. M. SCHWARZ (Umzeichnung mit Kieferprofil nach rechts)

6.5. Kephalometrische Analyse nach Steiner (Bild 22)

Winkel S N A 82°
S N B 80°
A N B 2°
S N D 76°

Abstand $\underline{1}$ von N — A 4 mm
Winkel der Achse $\underline{1}$ mit N — A 22°
Winkel der Achse $\underline{1}$ mit N — S 103°
Abstand $\overline{1}$ von N — B 4 mm
Winkel der Achse $\overline{1}$ mit N — B 25°
Abstand Pog von N — B mm

Holdaway-Verhältnis:
Differenz zwischen $\overline{1}$ — NB und Pog — NB
Interinzisalwinkel 131°
Winkel der Okklusionsebene mit S — N 14°
Winkel der Mandibularebene mit S — N 32°
S — L 51 mm
S — E 22 mm

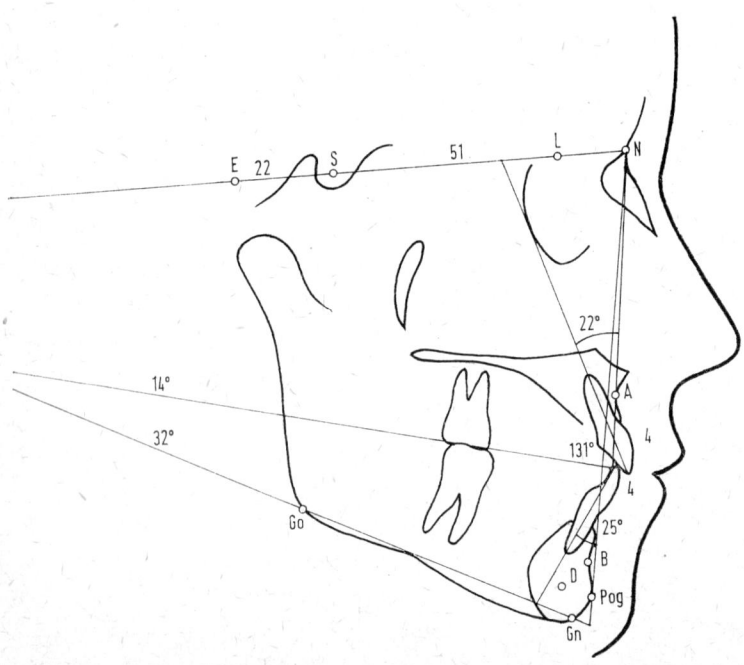

Bild 22 Kephalometrische Analyse nach STEINER

Annehmbare Anordnungen der Zahnachsen $\underline{1}\,\overline{1}$ (Bild 23):

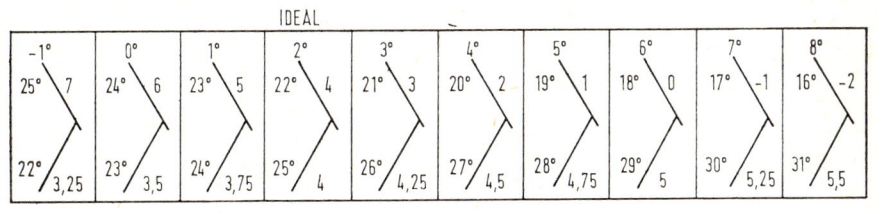

IDEAL									
-1° 25° \ 7	0° 24° \ 6	1° 23° \ 5	2° 22° \ 4	3° 21° \ 3	4° 20° \ 2	5° 19° \ 1	6° 18° \ 0	7° 17° \ -1	8° 16° \ -2
22° / 3,25	23° / 3,5	24° / 3,75	25° / 4	26° / 4,25	27° / 4,5	28° / 4,75	29° / 5	30° / 5,25	31° / 5,5

Bild 23   Annehmbare Anordnungen der Zahnachsen $\underline{1}\,\overline{1}$ (nach STEINER)

6.6. Skelettal-dentale Analyse nach Jarabak

Skelettale Analyse

Sattelwinkel N S Ar   123° (± 5)
Gelenkwinkel S Ar Go   143° (± 6)
Kieferwinkel Ar Go Me 130° (± 7)
Summenwinkel   396° (± 5)
vordere Schädelbasislänge   N — S   71 mm (±3)
hintere Schädelbasislänge   S — Ar   32 mm (±3)
oberer Kieferwinkel   N Go Ar   52° — 55°
unterer Kieferwinkel   N Go Me   70° — 75°
Ramushöhe   Ar — Go   44 mm (± 5)
Körperlänge   Go — Me   71 mm (± 5)
Mandibelkörper: vord. Schädelbasis = 1 : 1
Winkel S N A[1]   80°
Winkel S N B   78°
Winkel A N B   2°
Winkel S — N   Go — Me   36°
Gesichtstiefe   N — Go   in mm
Gesichtslänge   S — Me   (y-Achse) in mm
Winkel N S Me
hintere Gesichtshöhe   S — Go   in mm
vordere Gesichtshöhe   N — Me   in mm
hintere zu vorderer Gesichtshöhe   62% — 65%
Gesichtsebene   N — Pog
Gesichtskonvexität Winkel   N A Pog   175°

---

1 Bei JARABAK liegt der A-Punkt 2 mm vor dem Apex $\underline{1}$!

Dentale Analyse
Winkel zwischen Okklusions- und Mandibularebene (durch
die Punkte Go und Me) 140°
Dentale Konvexität (= Interinzisalwinkel) 135°
Achsenwinkel $\bar{1}$ auf Mandibularebene 90° ($\pm$ 3)
Abstand $\bar{1}$ von der Mandibularebene in mm
Achsenwinkel $\underline{1}$ auf vord. Schädelbasis S — N 102° ($\pm$ 2)
Abstand $\underline{1}$ von der Gesichtsebene N — Pog 5 mm ($\pm$ 2)[1]
Abstand $\bar{1}$ von der Gesichtsebene N — Pog 2 mm bis +2 mm

Ästhetik-Linie (RICKETTS)
Abstand der Oberlippe davon —1 bis —4 mm
Abstand der Unterlippe davon 0 bis +2 mm

6.7. Wachstumstypen nach Jarabak

Wachstum im Uhrzeigersinn (clockwise) (Bild 24):
Vertikales Wachstum, Rotation des Gesichts nach rückwärts, retrognathes Profil

Sattelwinkel	N S Ar	> 122°
Gelenkwinkel	S Ar Go	> 142°
oberer Kieferwinkel	N Go Ar	< 50°
unterer Kieferwinkel	N Go Me	> 75°
Gesichtshöhenverhältnis		< 58%.

Wachstum gegen den Uhrzeigersinn (counter clockwise) (Bild 25):
Horizontales Wachstum, Rotation des Gesichts nach vorn
unterer Kieferwinkel N Go Me < 70°
Gesichtshöhenverhältnis > 63% (hintere Gesichtshöhe nimmt relativ stärker als vordere Gesichtshöhe zu).

Wachstum neutral
Oberer Kieferwinkel N Go Ar kaum größer als 50°
Mandibularlänge kleiner als vordere Schädelbasis
Summenwinkel um 396°
Gesichtshöhenverhältnis 60% $\pm$ 2%.

---

[1] Unterschiedlich bei den einzelnen Wachstumstypen

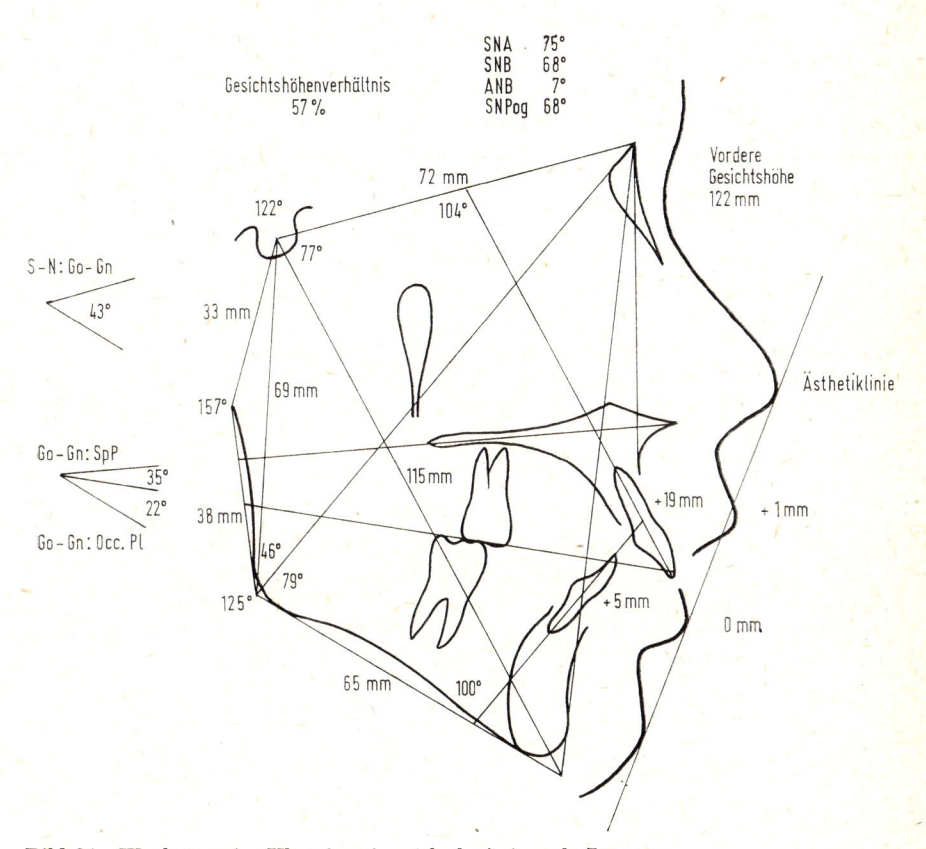

Bild 24 Wachstum im Uhrzeigersinn (clockwise) nach JARABAK

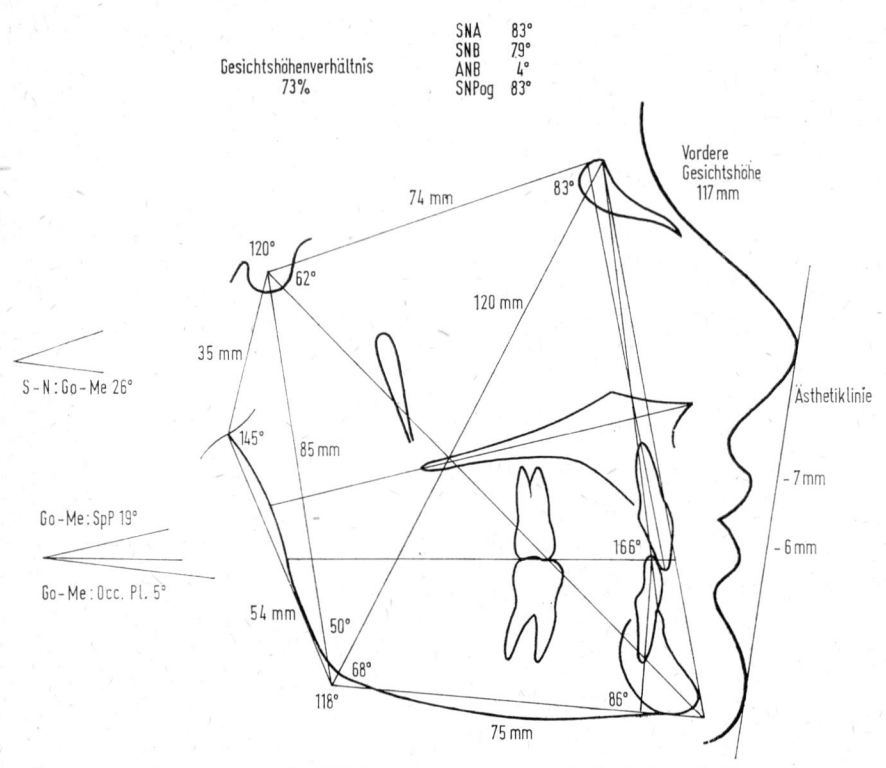

Bild 25 Wachstum gegen den Uhrzeigersinn (counter clockwise) nach JARABAK

7. Dosierung kieferorthopädischer Kräfte

7.1. Kräftedosierung nach Zahngröße und Bewegungsrichtung

Nach RICKETTS werden für die körperliche Bewegung eines Zahnes etwa 1,50 N (150 p/g) je cm² Wurzeloberfläche auf der Druckseite benötigt. In den Tabellen 16 bis 18 ist die Kräftedosierung nach Zahngröße und Bewegungs-

Tabelle 16 Bewegung in zentrifugaler (sagittaler/transversaler) Richtung. Wurzeloberfläche auf der Druckseite in Bewegungsrichtung in cm². Kraftdosis in N (p/g)
Oberkiefer

Zahn	1	2	3	4	5	6	7
cm²	0,5	0,4	0,7	0,5	0,5	1,35	1,05
N	0,75	0,60	1,05	0,75	0,75	2,05	1,55
(p/g)	(75)	(60)	(105)	(75)	(75)	(205)	(155)

Unterkiefer

Zahn	1	2	3	4	5	6	7
cm²	0,25	0,25	0,7	0,6	0,6	1,05	0,95
N	0,40	0,40	1,05	0,90	0,90	1,55	1,40
(p/g)	(40)	(40)	(105)	(90)	(90)	(155)	(140)

Tabelle 17 Intrusions- und Extrusionsbewegung.
Wurzeloberfläche auf der Druckseite in Bewegungsrichtung in cm².
Kraftdosis in N (p/g)

Oberkiefer

Zahn	1	2	3	4	5	6	7
cm²	0,4	0,3	0,45	0,3	0,3	0,8	0,7
N	0,60	0,45	0,65	0,45	0,45	1,20	1,05
(p/g)	(60)	(45)	(65)	(45)	(45)	(120)	(105)

Unterkiefer

Zahn	1	2	3	4	5	6	7
cm²	0,2	0,2	0,35	0,3	0,3	0,85	0,75
N	0,30	0,30	0,50	0,45	0,45	1,30	1,10
(p/g)	(30)	(30)	(50)	(45)	(45)	(130)	(110)

richtung dargestellt. Für die einzelnen Zähne wird die Wurzeloberfläche auf der Druckseite je nach Bewegungsrichtung in Quadratzentimetern und die entsprechende Kraftdosis in Newton (in Klammern in Pond/Gramm) angegeben.

Tabelle 18   Bewegung in mesiodistaler Richtung.
Wurzeloberfläche auf der Druckseite in Bewegungsrichtung in cm².
Kraftdosis in N (p/g)

Oberkiefer

Zahn	1	2	3	4	5	6
cm²	0,7	0,65	0,75	0,75	0,55	1,20
N	0,90	0,75	1,15	1,10	0,85	1,80
(p/g)	(90)	(75)	(115)	(110)	(85)	(180)

Unterkiefer

Zahn	1	2	3	4	5	6
cm²	0,5	0,5	0,75	0,6	0,6	1,10
N	0,75	0,75	1,15	0,90	0,90	1,75
(p/g)	(75)	(75)	(115)	(90)	(90)	(175)

7.2.   Reaktion bleibender Zähne auf Kräfte unterschiedlicher Größe

Nach MACEWAN können bei der orthodontischen Zahnbewegung drei Reaktionsbereiche nach der Kraftgröße unterschieden werden (Bild 26 und 27):
1. **Keine nennenswerte Zahnbewegung.** Der Zahn widersteht der angreifenden Kraft. Daraus resultiert **Verankerungswiderstand.** Der Kräftebereich erstreckt sich von 0 bis etwa 0,07 N/cm² Wurzeloberfläche. Dem entspricht der schwarze Bereich auf dem Säulendiagramm.
2. **Physiologische Zahnbewegung** im Kräftebereich von 0,07 N bis etwa 0,25 N/cm² (= obere Grenze des kapillaren Blutdrucks). Die therapeutischen Kräfte für die Zahnbewegung sollen innerhalb dieses Bereichs bleiben. Weißes Feld auf dem Diagramm.
3. **Pathologische Zahnbewegung.** Bei Kraftgrößen über 0,25 N/cm² ist vor allem während langdauernder Einwirkung mit der Möglichkeit pathologischer Veränderungen im Periodont zu rechnen, die eine Zahnbewegung eher hemmen als fördern. Schraffierter Abschnitt des Diagramms.

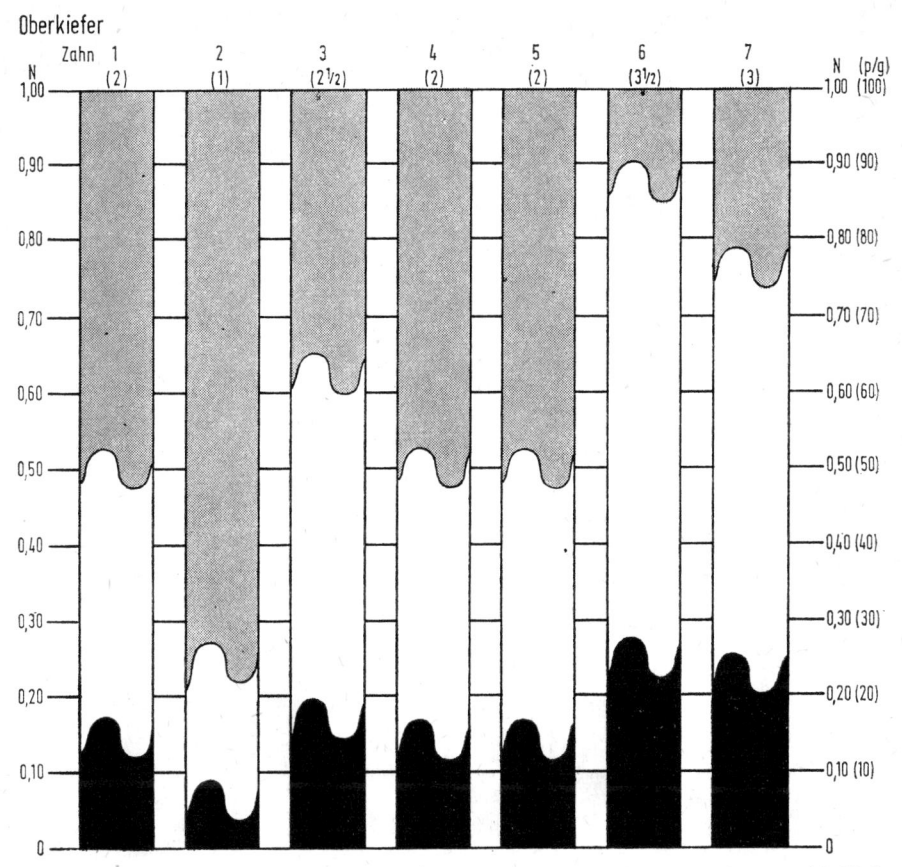

Bild 26 Diagramm der Reaktionsbereiche oberer bleibender Zähne auf unterschiedliche Kräfte (Umzeichnung nach MacEwan; aus Stoller). *Graues Feld* = pathologische Zahnbewegung; *weißes Feld* = physiologische Zahnbewegung, Therapiebereich; *schwarzes Feld* = Verankerungswiderstand.

Unter den Zahnbezeichnungen stehen in Klammern die Beträge für die Wurzeloberfläche in cm². Die Kurvenlinien machen deutlich, daß es sich wegen der Variabilität der Zahngröße nur um Näherungswerte handeln kann

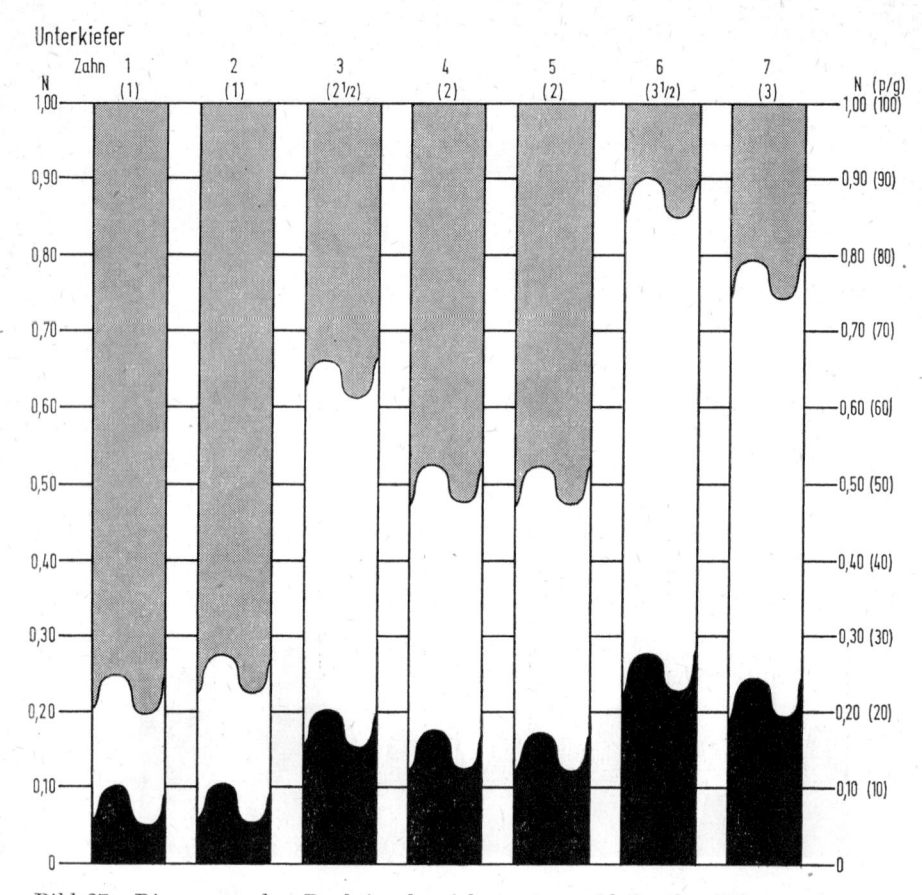

Bild 27 Diagramm der Reaktionsbereiche unterer bleibender Zähne auf unterschiedliche Kräfte (Umzeichnung nach MacEwan; aus Stoller). *Graues Feld* = pathologische Zahnbewegung; *weißes Feld* = physiologische Zahnbewegung, Therapiebereich; *schwarzes Feld* = Verankerungswiderstand.
Unter den Zahnbezeichnungen stehen in Klammern die Beträge für die Wurzeloberfläche in cm². Die Kurvenlinien machen deutlich, daß es sich wegen der Variabilität der Zahngröße nur um Näherungswerte handeln kann

8. Umrechnung von Kilopond auf Newton

In der kieferorthopädischen Therapie angewandte Druck- und Zugkräfte wurden bisher in Pond (p) oder Gramm (g) angegeben. Mit der Einführung des Internationalen Einheitensystems ist das Newton (N) die neue Maßeinheit für die Kraft.

Umrechnungsbeziehung:

$$1 \text{ kp} = 9{,}80665 \text{ N}$$
$$1 \text{ p} \approx 0{,}01 \text{ N}$$

9. Umrechnung von Inch auf Millimeter

In der internationalen kieferorthopädischen Literatur wird sehr häufig das englisch-nordamerikanische Längenmaß Inch gebraucht. Die Umrechnungstabelle (Tab. 19) berücksichtigt die bei kieferorthopädischen Materialien üblichen Größenordnungen.

Umrechnungsbeziehung:

$$1 \text{ in.} = 2{,}54 \text{ cm}$$
$$.040 \text{ in.} \approx 1{,}0 \text{ mm}$$

Tabelle 19   Umrechnungstabelle von Inch auf Millimeter

in.	mm	in.	mm
.002″	0,05	.032″	0,80
.003″	0,08	.036″	0,90
.004″	0,10	.040″	1,00
.005″	0,12	.044″	1,10
.006″	0,15	.045″	1,15
.008″	0,20	.048″	1,20
.009″	0,23	.053″	1,30
.010″	0,25	.067″	1,70
.011″	0,28	.071″	1,80
.012″	0,30	.075″	1,90
.014″	0,35	.079″	2,00
.015″	0,38	.100″	2,55
.016″	0,40	.125″	3,20
.018″	0,45	.138″	3,50
.020″	0,50	.150″	3,80
.022″	0,55	.160″	4,00
.024″	0,60	.180″	4,55
.025″	0,63	.200″	5,00
.028″	0,70	.220″	5,50
.030″	0,76	.240″	6,00

Sachregister

ADLER 15, 16, 17, 18
Alter, dentales 14
—, skelettales 18, 21
ANGLE 33, 34
ANGLE-Klasse I 33, 34
—-Klasse II 33, 34
—-Klasse III 33, 34
Ästhetik-Linie 52, 53, 54

BALLARD 32
BAUME 12, 13
BAYLEY 21
Bezugslinien, kephalometrische 43, 44, 45
Bezugspunkte, kephalometrische 42, 43, 45
Bißhebung, physiologische 12, 13
BJÖRK 20, 21
BOLTON-Analyse 31, 32
BRÄUNIGER 24
BROWN 20

Diskrepanz im Zahnbogen 30
Durchbruchsdauer 19
Durchbruchsreihenfolge 19
Durchbruchszeit 18, 19
Durchschnittsgesicht 39
Dysgnathien, Einteilung 33 ff.

Frühzahner 15, 16, 17, 18

Gebißanomalien, Einteilung 33 ff.
Gesichtsprofil 39, 40, 41
Gnathometrie 49
GRAVE 20
GREULICH 21

Handröntgenaufnahme, Analyse 18, 20, 21
HIXON 28
Holdaway-Verhältnis 50

Inch, Längenmaß 59, 60

JARABAK 51, 52, 53, 54

KANTOROWICZ 34, 35
Kephalometrie 42 ff.
Kieferprofilfeld 39, 40
KLINCK-HECKMANN 36
Knochenalter 18
KORKHAUS 24, 34, 35
Körpergewicht 8, 9, 10, 11
Körperhöhe 8, 9, 11
Kraniometrie 48
Kronenbildung 14, 19
KÜNZEL 18, 19

Lagebestimmung von Zähnen, röntgenologische 37, 38
Leipziger Richtwerte nach MÜHLBERG et al. 24
Leitsymptome nach KLINK-HECKMANN 36
LUNDSTRÖM, A. 29

MACEWAN 56, 57, 58
Meßpunkte am Gebißmodell 22, 23
Meßstrecken am Gebißmodell 22, 23
—, kephalometrische 43, 44, 45
Milchgebiß, lückenloses 13
—, lückiges 12
Milchzahnbogenmuster 25
Mineralisationszeit 18, 19
Mittelwertprofil 39, 40
Modelanalyse 22 ff.
MOYERS 25, 26, 27, 28
MÜHLBERG 24
Mundprofil 40, 41

Newton, Maßeinheit der Kraft 59

OLDFATHER 28
Okklusionsanomalien, Klassifikation 33

PETRIK 23, 24
PINNEAU 21
PONTSCHER Index 24
Primatenlücken 12
PYLE 21

RAKOSI 45, 47
REICHENBACH 36
Reifungsstadien, skelettale 18, 20
RICKETTS 41, 55
Rückgesicht 40

SCHOPF 18, 20, 21
SCHWARZ, A. M. 25, 39, 40, 48, 49
Segmentanalyse 29
Spätzahner 15, 16, 17, 18
STEINER 50, 51
STÖCKLI 14
Stützzonenanalyse 28
Symmetrievergleich 22

TONNscher Index 30

Verankerungswiderstand 57, 58
Vorgesicht 40

Wachstumsanalyse 20, 21
Wachstumsprognose 21

Wachstumsrhythmus 20
Wachstumstypen 52, 53, 54
Wechselgebißanalyse 25, 26, 27, 28
WEISKOPF 24
Winkel, kephalometrische 42, 43
Wurzelbildung 14, 19
Wurzeloberfläche 56, 57, 58
Wurzelwachstum 19

Zahnbewegung, orthodontische 56
—, pathologische 56, 57, 58
—, physiologische 56, 57, 58
Zahnbogenbreite, hintere 22, 23, 24
—, vordere 22, 23, 24
Zahnbogenlänge 23, 24, 25
Zahnbreite 32
Zahnformeln 15, 16, 17, 18
Zahnung, beschleunigte 15
—, verzögerte 15